外反母趾
診療ガイドライン2022

改訂第3版

監修
日本整形外科学会
日本足の外科学会

編集
日本整形外科学会診療ガイドライン委員会
外反母趾診療ガイドライン策定委員会

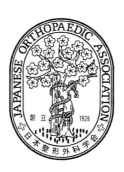

南江堂

外反母趾診療ガイドライン 2022（改訂第 3 版）策定組織

監　修
　日本整形外科学会
　日本足の外科学会

編　集
　日本整形外科学会診療ガイドライン委員会
　外反母趾診療ガイドライン策定委員会

診療ガイドライン 2022（第 3 版）策定組織

＜日本整形外科学会＞

| 理事長 | 中島　康晴 | 九州大学 教授 |

＜日本足の外科学会＞

| 理事長 | 田中　康仁 | 奈良県立医科大学 教授 |

＜日本整形外科学会診療ガイドライン委員会＞

担当理事	齋藤　貴徳	関西医科大学 教授
委員長	石橋　恭之	弘前大学 教授
アドバイザー	吉田　雅博	国際医療福祉大学 教授，日本医療機能評価機構 客員研究主幹

＜外反母趾診療ガイドライン策定委員会＞

担当理事	奥田　龍三	医療法人清仁会洛西シミズ病院 顧問
委員長	渡邉　耕太	札幌医科大学 教授
委員	垣花　昌隆	獨協医科大学埼玉医療センター 講師
	窪田　誠	東京慈恵会医科大学葛飾医療センター 教授
	田中　博史	百武整形外科・スポーツクリニック 副院長
	西山　隆之	加古川中央市民病院 部長
	野澤　大輔	筑波大学 講師
	平尾　眞	大阪大学 講師
	福士　純一	国立病院機構九州医療センター 部長
作成方法論担当委員	吉田　雅博	国際医療福祉大学 教授，日本医療機能評価機構 客員研究主幹

＜査読協力者＞（五十音順）

江頭　秀一	大山　和生	小川　真人	神谷　智昭	木佐森和樹
木原　匠	木村　正	坂井　達弥	白木　誠	鈴木　萌
田中　健太	寺本　篤史	中村　聡	服部　英和	増田　陽子
松本　理沙	村橋　靖崇	山下　隆之		

日本整形外科学会診療ガイドライン改訂にあたって

　診療ガイドラインとは,「医療者と患者が特定の臨床状況において,適切な診療の意思決定を行うことを支援する目的で系統的に作成された文章」である.わが国では,厚生省(当時)の医療技術評価推進検討会(1998〜1999年)の報告書を踏まえて,科学的根拠に基づく医療(evidence-based medicine:EBM)を普及させるためのひとつの方策として,エビデンスに基づく診療ガイドラインの策定が推進された.

　日本整形外科学会においては2002年に,運動器疾患診療におけるガイドラインの作成対象として,日常診療で遭遇する頻度の高い疾患および重要性が高いと思われる疾患の計11疾患を選定し,診療ガイドラインの作成を開始した.その後,対象とする疾患を増やし,18疾患の診療ガイドラインが出版あるいは公開されている.

　診療ガイドラインの策定時には,最新のエビデンスを含めた客観性および信頼性の高い診療に資する情報が記載される.一方で,医療は日々進歩しているため診療ガイドラインはひとたび出版・公開された直後から,その内容が徐々に古くなっていく.診療ガイドラインは,最新の診断・治療そして医療制度に迅速かつ適切に対応することが求められており,またその策定方法自体も進化するため,定期的な改訂が必要である.

　日本整形外科学会では,運動器疾患診療に携わる他学会とも連携して,診療ガイドライン委員会ならびに各診療ガイドライン策定委員会の主導のもと,出版・公開された診療ガイドラインの改訂作業を順次進めてきた.本ガイドラインの改訂も,多くの先生方のご尽力により完成にいたった.本ガイドラインが運動器診療の質のさらなる向上やEBMの実践・推進をもたらし,最適な治療法の選択に役立つことを祈念する.

2022年5月

日本整形外科学会理事長

中島　康晴

運動器疾患ガイドライン策定の基本方針

2011 年 2 月 25 日
日本整形外科学会診療ガイドライン委員長

1．作成の目的

　本ガイドラインは運動器疾患の診療に従事する医師を対象とし，日本で行われる運動器疾患の診療において，より良い方法を選択するためのひとつの基準を示し，現在までに集積されたその根拠を示している．ただし，本書に記載されていない治療法が行われることを制限するものではない．主な目的を以下に列記する．

1) 運動器疾患の現時点で適切と考えられる予防・診断・治療法を示す．
2) 運動器疾患の治療成績と予後の改善を図る．
3) 施設間における治療レベルの偏りを是正し，向上を図る．
4) 効率的な治療により人的・経済的負担を軽減する．
5) 一般に公開し，医療従事者間や医療を受ける側との相互理解に役立てる．

2．作成の基本方針

1) 本ガイドラインはエビデンスに基づいた現時点における適切な予防・診断と適正な治療法の適応を示すものとする．
2) 記述は可能な限りエビデンスに基づくことを原則とするが，エビデンスに乏しい分野では，従来の治療成績や理論的な根拠に基づいて注釈をつけた上で記述してもよい．
3) 日常診療における推奨すべき予防・診断と治療法をエビデンスに基づいて検証することを原則とするが，評価が定まっていない，あるいはまだ普及していないが有望な治療法について注釈をつけて記載してもよい．

3．ガイドラインの利用

1) 運動器疾患を診療する際には，このガイドラインに準拠し適正な予防・診断・治療を行うことを推奨する．
2) 本ガイドラインは一般的な記述であり，個々のケースに短絡的に当てはめてはならない．
3) 診療方針の決定は医師および患者のインフォームド・コンセントの形成の上で行われるべきであり，特に本ガイドラインに記載のない，あるいは推奨されていない治療を行う際は十分な説明を行い，同意を得る必要がある．
4) 本ガイドラインの一部を学会方針のごとく引用し，裁判・訴訟に用いることは本ガイドラインの主旨ではない．

4．ガイドライン普及のための工夫

1) 本ガイドラインは書籍として出版する．
2) 本ガイドラインは関係各ホームページに掲載する．
　　例）日本整形外科学会，日本医療機能評価機構（Minds），各関係学会・研究会

5．改　訂

　本ガイドラインは，運動器疾患診療の新たなエビデンスの蓄積に伴い随時改訂を行う．

改訂第3版の序

　外反母趾の治療は年を追うごとに発展している．2014年刊行の第2版序文では"術式は150種類以上あるといわれている"と書いたが，最近の論文では200種類以上と記載されているものもある．このように続々と新たな術式が開発され報告される疾患はそう多くないであろうし，裏を返せば"ゴールデンスタンダード"な治療法がないともいえる．また，病態や重症度に応じて治療法が変わる疾患であることもその要因である．

　外反母趾はいうまでもなく代表的な足部疾患であり，症例数も多い．症状は多彩で，バニオン部の痛みや足底胼胝，隣接趾の痛みや変形など，患者によって主訴は異なる．治療ではまず保存療法が試みられるが，この方法も運動療法から装具療法まで幅が広い．このような外反母趾診療の特徴を踏まえ，日本整形外科学会による診療ガイドライン作成の際に，外反母趾が取り上げられた．初版は2008年11月に刊行され，検索された論文は1982〜2002年のものであった．第2版は2014年11月に刊行され，2003〜2012年の論文による知見が付け加えられた．第2版では，体裁や章立ては初版のものを踏襲した．

　第2版刊行以降に報告された外反母趾に関する論文の特徴のひとつは，ランダム化比較試験（RCT）が増えたことであろう．この研究では比較となる対照群を設定し前向きに検討するため，高いエビデンスが得られる．外反母趾診療ガイドライン策定委員会では，2018年から本格的な改訂版作成作業に着手した．改訂においては，『Minds診療ガイドライン作成マニュアル2017』を参照した．このマニュアルでは，重要臨床課題をClinical Question（CQ）として設定し，エビデンスを集積することでCQに対する推奨文を作成することが提案されている．そこで，今回の改訂ではCQを最終的に8つに絞り，外反母趾の一般的知識や，比較研究とはならない疫学や病態の知識はBackground Question（BQ）として記述した．その結果，体裁や章立ては第2版から大幅な変更となった．このような方針で改訂版を作成したため，第2版までにはなかった術式間の比較についても検討することができた．

　改訂作業を通して，外反母趾についての新たな知見が発信され続けていることを実感した．しかし一方で，今後の課題もみつかった．外反母趾発症の要因はいまだ解明されたとはいえない．患者側に立った情報も多くなく，治療に対して望んでいることや患者立脚型の治療成績評価も必要な情報である．また，保存療法や重度外反母趾に対する治療についての質の高いエビデンスは不足していた．近年は足の手術専用の各種インプラントが開発されており，治療のコストや医療経済的な情報についても今後集積が望まれる．

　苦労して完成にこぎつけたものであり，本ガイドラインが多くの方々に活用されるならば幸いである．最後に，本ガイドライン改訂作業にご尽力された委員の先生方，国際医学情報センター，各学会事務局，パブリックコメントをいただいた先生方，そのほかご協力いただいた多くの方々にこの場を借りて心より感謝申し上げたい．

2022年5月

日本整形外科学会
外反母趾診療ガイドライン策定委員会
委員長　**渡邉　耕太**

第 2 版発行時の編集

監　修
　　日本整形外科学会
　　日本足の外科学会

編　集
　　日本整形外科学会診療ガイドライン委員会
　　外反母趾診療ガイドライン策定委員会

診療ガイドライン 2014（第 2 版）策定組織
　＜日本整形外科学会＞
　　理事長　　　　岩本幸英
　＜日本足の外科学会＞
　　理事長　　　　大関　覚
　＜日本整形外科学会診療ガイドライン委員会＞
　　担当理事　　　水田博志
　　委員長　　　　内尾祐司
　＜外反母趾診療ガイドライン策定委員会＞
　　委員長　　　　渡邉耕太
　　委員　　　　　田口哲也　　　町田治郎　　　西山隆之　　　垣花昌隆　　　和田郁雄　　　石井朝夫
　　アドバイザー　大関　覚
　＜査読協力者＞（五十音順）
　　安部聡弥　　伊藤錦哉　　榎本光宏　　大庭真俊　　小川真人　　金子智則　　神谷智昭
　　神崎至幸　　木村　正　　窪田　誠　　柴田芳宏　　寺本篤史　　服部一希　　服部英和
　　町田英一　　皆川和彦　　村上里奈　　若林健二郎

改訂第2版の序

　外反母趾は代表的な足部疾患でありその症例数も多い．術式は150種類以上あるといわれており，近年も新しい術式が開発されて試みられている．また実際の診療では，装具療法や運動療法に代表される保存療法がまず行われるがその種類も多い．外反母趾の病因や進行に影響を与える因子が様々な方面から研究されてきたが，いまだ不明な点も多い．このような外反母趾診療を取り巻く環境のなかで，『外反母趾診療ガイドライン』の初版は2008年11月に出版された．検索された論文は1982～2002年までのものであり，当代の第一線で活躍されている先生方により中身の濃い診療ガイドラインが完成した．その後最近の10年余りでエビデンスレベルの高いものを含む多くの論文や新しい治療法が発表されてきた．そこで日本整形外科学会の依頼に基づき，日本足の外科学会により設置された委員会では，2012年から本格的に外反母趾診療ガイドライン改訂作業に着手した．

　改訂作業では，初版の構成を踏襲しつつ新たに報告されたエビデンスを追加することで，推奨グレード（Grade）や推奨の内容を加筆修正していくこととした．その結果，改訂版では，検索を行った2003～2012年の範囲でヒットした2,500件以上の論文のうち，199件が新たに追加された．また，報告の多かった骨幹部骨切り術については，新たな章として独立させた．そのため改訂版は初版よりも1章多い9章で構成されることとなった．さらに，近年その報告が増えている最小侵襲手術について遠位骨切り術の章に推奨を記述したことと，外反母趾手術に合併して行う手術についてのclinical questionを新たに設けた（第8章）ことも今回の改訂の特徴である．

　診療ガイドラインは，診療方針に医療の標準化という概念を持ち込むための手だてとして，過去の知見を客観的に評価して標準的な診療方針を示すものと位置づけられている．しかし，個々の状況においてその診療方針を制限・束縛するものではなく，その目的は医療者と患者に偏りのない情報を提供することである．本診療ガイドラインが，医療従事者の方々に広く活用されることを希望する．また，この外反母趾診療ガイドラインは，解説や採用文献数も多いと思われるので，外反母趾に関する文献集としても利用する価値があると考えている．

　本診療ガイドライン改訂においては，委員の先生方にはお忙しい日常診療や研究の時間を割いてご尽力を賜った．文献検索では日本医学図書館協会に作業いただき，委員会の運営・事務には日本足の外科学会と日本整形外科学会の事務局に大変お世話になった．本書の編集作業には南江堂の担当者に多くのご配慮をいただいた．獨協医科大学越谷病院整形外科主任教授の大関覚先生には，委員会において貴重なご意見・アドバイスを受け，改訂版の刊行まで導いていただいた．このように出版にいたるまで多くの方々にご協力・ご支援を賜ったことに，この場を借りて心より感謝申し上げたい．

2014年10月

日本整形外科学会
外反母趾診療ガイドライン策定委員会
委員長　渡邉　耕太

初版発行時の編集

編　集
　日本整形外科学会診療ガイドライン委員会
　外反母趾診療ガイドライン策定委員会

診療ガイドライン策定組織
　＜日本整形外科学会＞
　　理事長　　　　中村耕三
　＜日本整形外科学会診療ガイドライン委員会＞
　　担当理事　　　米延策雄
　　委員長　　　　久保俊一
　＜外反母趾診療ガイドライン策定委員会＞
　　委員長　　　　立花新太郎
　　委員　　　　　寺本　司　　倉　秀治　　須田康文　　宇佐見則夫　　田中康仁　　奥田龍三
　　　　　　　　　仁木久照
　＜査読委員＞（五十音順）
　　秋山晃一　　浅原智彦　　芦田利男　　家田友樹　　池澤裕子　　磯本慎二　　伊東勝也
　　宇佐見則夫　大塚和孝　　岡田洋和　　奥田龍三　　加藤篤史　　加藤晴康　　門野邦彦
　　川村孝一郎　北野　直　　畔柳裕二　　小林哲士　　阪本達哉　　佐本憲宏　　島村知里
　　杉谷勇二　　須田康文　　高木基行　　田代宏一郎　田中達朗　　田中康仁　　谷口　晃
　　寺本　司　　中井敏幸　　中野敦之　　栖崎和人　　仁木久照　　林　宏治　　東山一郎
　　平野貴章　　藤井唯誌　　前野晋一　　牧野佳朗　　松崎健一郎　水谷憲生　　宮本俊之
　　宮脇素子　　森川潤一　　安田稔人　　米田岳史　　劉　長勘　　早稲田明生　渡辺　玄

日本整形外科学会診療ガイドライン刊行にあたって

近年，健康や医療に対する人々の関心が高くなってきている．骨，関節，脊椎などの「運動器疾患」については，これらの障害が日常生活での不自由さ，生活の質の低下に直結することから，特に関心がよせられている．また，医療における質と安全について国民の意識も高まってきており，医療の高度化，複雑化などにともなう医療内容のばらつきの拡大も懸念されている．これに対する取り組みの一つとして，国内外でさまざまな診療ガイドラインが作製され，公表されてきている．

診療ガイドラインは現在の膨大な医療情報を要約し，利用しやすいようにまとめたものである．日本整形外科学会では，2002（平成 14）年度に診療ガイドライン委員会をつくり，その作成をスタートさせた．関連学会とも協力し，これまで「腰椎椎間板ヘルニア」，「頚椎症性脊髄症」，「大腿骨頚部 / 転子部骨折」，「軟部腫瘍診断」，「頚椎後縦靱帯骨化症」，「前十字靱帯（ACL）損傷」，「上腕骨外側上顆炎」，「骨・関節術後感染予防」，「アキレス腱断裂」，「変形性股関節症」の診療ガイドラインを，また一般患者向けに「患者さんのための頚椎後縦靱帯骨化症ガイドブック—診療ガイドラインに基づいて」，「手足のしびれ，歩きにくい症状がある方に—診療ガイドラインに基づいた頚椎症性脊髄症ガイドブック」を出版してきた．そして，この度，一般にも関心の高い「外反母趾診療ガイドライン」を出版できる運びとなった．

診療ガイドラインの目的は，医療現場で医師と患者の合意形成を助け，治療法の選択が適切に行えるように支援することにある．その内容はすべての患者の状況をカバーしているわけではなく，したがって医療判断を強要するものではないことは，使用するにあたって重要な点がある．個々の患者に対する判断は，あくまで患者の状況などを考慮し個々の患者に適した内容でなければならない．

日本整形外科学会では，良質の運動器医療を提供する学会活動の一環として，今後とも診療ガイドラインの作成，その普及，浸透を図っていく予定である．また，ガイドラインを作成しこれらをさらに充実したものにしていくには，ガイドラインの根拠となる臨床データが必要である．そのような臨床研究の推進も図っていかなければならない．

本診療ガイドラインは，診療ガイドライン委員会，関連学会の担当された先生方を始め，多くの方々の多大なご尽力により完成したものである．お世話くださった方々に，改めてお礼を申し上げたい．

このガイドラインが，運動器診療のなかで広く活用され，国民の健康維持に役立つことを期待している．

2008 年 9 月

日本整形外科学会理事長

山本　博司

外反母趾診療ガイドライン（初版）の序

　日本整形外科学会の診療ガイドラインは，日常診療において質の高い医療を提供するための拠り所として，また，医師と患者さんのインフォームドコンセント獲得および治療方針選択を助ける手引きとして，2002（平成14）年から策定が始められた．

　まず，11疾患に対する診療ガイドライン策定に着手し，2005（平成17）年から2008（平成20）年までに10疾患の診療ガイドラインが完成した．2007（平成19）年には新たに3疾患の診療ガイドライン策定が決定した．また，2疾患については，「診療ガイドラインに基づいた患者のためのガイドライン」が上梓された．本ガイドラインは，11疾患めのガイドラインである．

　診療ガイドラインの策定にあたっては，まず，国内外の科学論文を広範囲に収集し，その論文を科学的根拠に基づいて評価し，それぞれの疾患のエキスパートが厳密な査読を行ってエビデンスレベルを決定した．日常診療において直面する疑問（リサーチクエスチョン）を設定し，集積したエビデンスに基づいて，それぞれのリサーチクエスチョンに対する推奨内容および推奨度を示した．推奨内容と推奨度は，ガイドライン策定委員が慎重な討議を重ね，かつパブリックコメントでの客観的な評価を踏まえて示したものである．ただし，診療ガイドライン策定を行った時点で十分なエビデンスが確立していない内容の場合は，エキスパートオピニオンを踏まえ，策定委員が推奨度を設定した．

　診療ガイドラインはエビデンスの集約ではなく，エビデンスに基づいた診療の手引きである．また，60〜95％程度の患者さんについて，エビデンスに基づいた選択肢を提示したものである．したがって，すべての患者さんあるいはすべての臨床的局面に対応できる標準的な治療指針ではない．また，個々の医師の決定権を制限するものでもない．この点を十分念頭においた上で診療ガイドラインを活用していただきたい．

　診療ガイドライン策定に尽力された策定委員の先生方，パブリックコメントに建設的な意見を寄せていただいた会員の皆様，および委員会運営に力強い支援をくださった多くの方々にお礼を申し上げたい．

2008年9月

日本整形外科学会
診療ガイドライン委員会委員長
久保　俊一

目　次

略語・用語一覧

略語	元の用語
角度	
DMAA	遠位中足骨関節角 distal metatarsal articular angle
HV 角	外反母趾角 hallux valgus angle
M1-M2 角	第 1- 第 2 中足骨間角
M1-M5 角	第 1- 第 5 中足骨間角
関節	
DIP 関節	遠位趾節間関節 distal interphalangeal joint
IP 関節	趾節間関節 interphalangeal joint
MTP 関節	中足趾節間関節 metatarsophalangeal joint
PIP 関節	近位趾節間関節 proximal interphalangeal joint
TMT 関節	足根中足関節 tarsometatarsal joint
その他	
AOFAS	The American Orthopaedic Foot & Ankle Society
AOFAS スケール	AOFAS MetaTarsoPhalangeal-InterPhalangeal Scale for the hallux
BQ	バックグラウンドクエスチョン background question
CCT	準ランダム化比較試験 controlled clinical trial
CQ	クリニカルクエスチョン clinical question
JSSF	日本足の外科学会 The Japanese Society for Surgery of the Foot
JSSF スケール	日本足の外科学会 母趾判定基準
NSAIDs	非ステロイド性抗炎症薬 non-steroidal anti-inflammatory drugs
RA	関節リウマチ rheumatoid arthritis
RCT	ランダム化比較試験 randomized controlled trial
SAFE-Q	自己記入式足部足関節評価質問票 Self-Administered Foot Evaluation Questionnaire
VAS	Visual Analog Scale

用語	用語の解説
中足痛	中足骨頭部底側の痛み，英語では metatarsalgia
閉じ合せ楔状骨切り術	英語では closing (closed) wedge osteotomy
楔開き骨切り術	英語では opening (open) wedge osteotomy

用語は整形外科学用語集第 8 版（日本整形外科学会編），足の外科学用語集第 3 版（日本足の外科学会編）に準拠した

前　文

1．はじめに

　足は人間の二足歩行の基盤を成す器官であり，安定した直立二足歩行が可能となった人間は，手を移動の手段ではなく，道具を用い創造的な作業に用いることで高度な文化を発展させてきた．医学史上で外反母趾がはじめて記載されたのは靴を履く習慣のあったヨーロッパからで，1782年にLaforestが発生要因としての靴について指摘している[1,2]．本邦では，一般市民が広く靴を履くようになったのは1952年以降であり，外反母趾に関する最初の論文は1956年のMizunoら（日整会誌）のものである[1,3]．その後，外反母趾は重要な医学的問題となり多くの研究が発表されてきたが，外反母趾の病態やそれらに対する治療は多彩で，解決すべき問題は依然として多い．

　日本整形外科学会（日整会）の事業として，整形外科領域の代表的な疾患のひとつである外反母趾の診療ガイドラインが作成された．初版は1982〜2002年の論文が検索され，2008年11月に刊行された．第2版は2003〜2012年の論文を検索し，2014年11月に刊行された．近年にはランダム化比較試験（RCT）を含むエビデンスレベルの高い論文も報告されており，改訂版を作成すべく2018年から委員会として本格的な活動に入った．

　医療では，かつて"医のパターナリズム"，すなわち医療者側が一方的に治療方針を決定し，患者は「おまかせします」という関係がみられた．しかし，今やインターネットをはじめとする種々の手段により，患者も医療に関する情報を容易に入手できる時代となった．その一方で，情報の質に関しては必ずしも担保されていない．とかくマスメディアは新しい技術をニュースとしてとりあげることが多く，またコマーシャリズムの影がちらつく場合もある．また，医療者個人の経験，信念に基づいて書かれた教科書には数々の名著があるが，必ずしも普遍的なものとはいえない．このような状況においてエビデンスに基づいて作成された診療ガイドラインの価値は，診療方針に医療の標準化という概念を持ち込むための手だてとして，過去の知見を客観的に評価して標準的な診療方針を示すものである．

　日整会は国民の運動器の傷病に対して良質な医療を提供するため，専門医制度を整備してきた．診療ガイドラインを通じて日整会専門医の備えるべき知識・技術を標準化することにより，国民にいつ，どこでも，偏りのない一定水準以上の整形外科医療が保障されることを目指している．

　すなわち，医療者も患者も診療ガイドラインをもとに個々の状況に応じた診療方針を議論し，同意のうえ診療が行われることになり，"説明と同意"の基本となる材料が提供されることになる．当然のことながら診療ガイドラインは，個々の状況においてその診療方針を制限・束縛するものではなく，医療者と患者に偏りのない情報を提供することを目的とする．

2．本ガイドラインにおける外反母趾の定義

　外反母趾とは，母趾中足趾節間関節（MTP関節）で母趾が外反した変形である．基節骨が中足骨に対して外反・回内して，第1中足骨頭が内側に突出し，その部の軟部組織の肥厚（バニオン）がみられる．しかし，基節骨の外反角度が何度以上を外反母趾とするか，またその測定法は，というと必ずしもコンセンサスが得られていない（第2章「病態」，第3章「診断」を参照）．本ガイド

ラインでは，荷重位足部背底 X 線像における外反母趾角（hallux valgus angle：HV 角）20°以上を外反母趾とすることとした．なお，本ガイドラインで扱った外反母趾には，関節リウマチ（RA）によるものは含んでいないことに留意されたい．

3. 作成経過

a. 作成方針・構成

　本ガイドライン作成にあたっては，『Minds 診療ガイドライン作成マニュアル 2017』を参照した．日本医療機能評価機構（Minds）とは，evidence-based medicine（EBM）普及推進事業のことで，質の高い診療ガイドラインの普及を通じて，患者と医療者の意思決定を支援し，医療の質の向上を図ることを目的としている．この『マニュアル』では，診療ガイドラインの定義を「診療上の重要度の高い医療行為について，エビデンスのシステマティックレビューとその総体評価，益と害のバランスなどを考量して，患者と医療者の意思決定を支援するために最適と考えられる推奨を提示する文書」としている．特に，エビデンス総体の評価と益と害のバランスの重要性が強調されている．エビデンス総体とは「ある臨床上の問題に対して収集しえたすべての研究報告をアウトカムごと，研究デザインごとに評価し，その結果をまとめたもの」である．また，介入によってもたらされるアウトカムには，期待される効果（益）のみではなく，有害な事象（害）も含まれる．したがって，診療ガイドラインでは臨床上の疑問（Clinical Question：CQ）に対する単なるエビデンスの羅列ではなく，エビデンス総体ごとにその強さを評価し，介入の有益性と有害性を同等に考慮しつつ総合的に推奨を作成することが求められた．

　以上の方針に基づき，外反母趾における臨床的重要課題をあげ CQ を作成した．CQ は「取り上げるべき重要臨床課題に基づいて，診療ガイドラインで答えるべき疑問の構成要素を抽出し，ひとつの疑問文で表現したもの」と定義される．本ガイドライン第 3 版では CQ と一般的医学知識（Background Question：BQ）とを明確に分けて記述することで，第 2 版から構成と項目を大きく改訂した．

　本ガイドラインは下記のような構成とし，章と項目を各委員に振り分け，担当委員と査読協力者によって文献選択，文献査読，構造化抄録作成が行われた．
　第 1 章　疫学
　第 2 章　病態
　第 3 章　診断
　第 4 章　保存療法
　第 5 章　手術療法
　　　5-1.　遠位骨切り術
　　　5-2.　近位骨切り術
　　　5-3.　骨幹部骨切り術
　　　5-4.　第 1 中足骨の骨切り部位の違いによる比較
　　　5-5.　第 1 中足骨骨切り術以外の術式
　　　5-6.　外反母趾に合併する病態に対する術式

b. 使用上の注意

　前述のように外反母趾に対する手術は多数あり，本ガイドラインでそれらすべてを網羅したわけ

ではない．また，第1中足骨骨切り術を遠位，近位，骨幹部に分けて検討したが，それぞれのなかでも術式には違いがあることに留意すべきである．

c．利益相反

ガイドライン策定委員会の活動開始時に，委員全員の自己申告によって利益相反の状況（経済的，学術的）を確認した．

＜COI開示：いずれの著者においても申告すべきCOIはありません．＞

また，CQに対する推奨決定の際の投票時には，該当CQについての利益相反を確認し，有と判断された場合には投票から除外した．

d．作成資金

本ガイドラインの作成に要した資金は，すべて日整会により拠出された．その他の組織や企業などからの支援は受けていない．

e．組織編成

外反母趾診療ガイドライン策定委員会は日本足の外科学会の評議員8名と担当理事1名から編成された．また，Mindsからアドバイザーとして1名に加わっていただいた．文献検索や事務的な支援を国際医学情報センターに依頼した．

f．作成工程
1）文献検索法

本ガイドラインでは，文献検索に関して対象を英語および日本語として，英語論文はMEDLINE，Cochrane Libraryから，日本語論文は医学中央雑誌から，それぞれ2012年12月1日〜2018年12月31日の範囲で外反母趾の論文を検索式（表1〜3）に基づいて検索した．

検索式に基づいてヒットした文献数は，MEDLINEが1,074編，Cochrane Libraryが235編，医

表1　検索式（MEDLINE）

L1	S HALLUX VALGUS+NT/CT OR HALLUX(1A)(VALGUS OR ABDUCTUS) OR BUNION?
L2	S (PES OR TALIPES)(1A)(PLANOVALGUS OR VALGUS OR ABDUCTUS OR PRONATUS)
L3	S L1 OR L2
L4	S (L3 AND HUMANS/CT OR (L3 NOT ANIMALS/CT)) AND (ENGLISH OR JAPANESE)/LA
L5	S L4 AND (20121215-20181231/PD OR 20121215-20181231/EPD)

表2　検索式（Cochrane Library）

#1	[mh "Hallux Valgus"] or (Hallux near/1 (Valgus or Abductus)) or Bunion*
#2	(Pes or Talipes) near/1 (Planovalgus or Valgus or Abductus or Pronatus)
#3	#1 or #2 with Cochrane Library publication date Between Dec 2012 and Dec 2018, in Cochrane Reviews, Cochrane Protocols, Clinical Answers, Editorials, Special collections
#4	#1 or #2 with Publication Year from 2012 to 2018, in Trials
#5	#3 or #4

3

表3　検索式（医中誌）

#1	（外反 /AL and（扁平足 /AL or 偏平足 /AL））
#2	外反母趾 /TH or 外反母趾 /AL or バニオン /AL or bunion/AL
#3	#1 or #2
#4	((#3 and CK＝ヒト) or (#3 not (CK＝イヌ , ネコ , ウシ , ウマ , ブタ , ヒツジ , サル , ウサギ , ニワトリ , 鶏胚 , モルモット , ハムスター , マウス , ラット , カエル , 動物))) and (LA＝日本語 , 英語)
#5	(#4) and (PT＝会議録除く)
#6	(#5) and (DT=2012:2018 PDAT=2012/12/17:2018/12/)

学中央雑誌が 480 編で，この後さらにハンドサーチにて 63 編追加した．上記にて収集した文献を査読し，一次選択で採択した文献数は 861 編であった．

2）構造化抄録の作成と文献の評価

これらについてフルテキストを取り寄せて，論文の内容に基づいて二次選択を行った．章や項目ごとにガイドライン策定委員と査読協力者によって構造化抄録が作成された（図1）．各 BQ，CQ についてシステマティックレビュー，メタ解析を行い，最終的に本ガイドラインに採用したのは 303 編であった．

3）作成工程の概略

①スコープ作成
②システマティックレビュー・エビデンス総体評価
③推奨作成
④ガイドライン草案作成
⑤パブリックコメント募集，検討
⑥公開

4）エビデンスの強さ・推奨の強さ

ひとつの CQ に対して採択されたすべての論文を横断的に評価し，表4に従ってバイアスリスク，非一貫性，不精確，非直接性，出版バイアスなどを評価して「エビデンス総体」を決定した．エビデンス総体のエビデンスの強さの評価と定義は表5に従って決定した．各 CQ に対して作成された推奨文については，推奨の強さは表6に従い，委員による投票（GRADE grid）によって決定した．投票者の 70％以上の同意が得られた場合に全体の意見（推奨決定）とした．

5）推奨決定から最終化

推奨作成が終了後，診療ガイドライン草案を作成し，外部評価などの手順を踏んだのちに最終版を確定した．

なお，パブリックコメントは以下の学会に依頼した．
・日本整形外科学会（募集期間：2021 年 10 月 21 日～ 11 月 20 日）
・日本足の外科学会（同上：2021 年 10 月 21 日～ 11 月 20 日）

4．まとめと今後の課題

今回の文献検索期間においては，RCT などのエビデンスレベルの高い論文が散見された．しかし，治療方法が多い外反母趾診療においては，CQ に対して強いエビデンスがあると判断するにはまだ不十分である．また，患者側に立った情報も不足していた．治療成績における患者立脚型評価や，患者が治療に対してどんなことを望んでいるか，さらには，その治療におけるコストや医療経済的

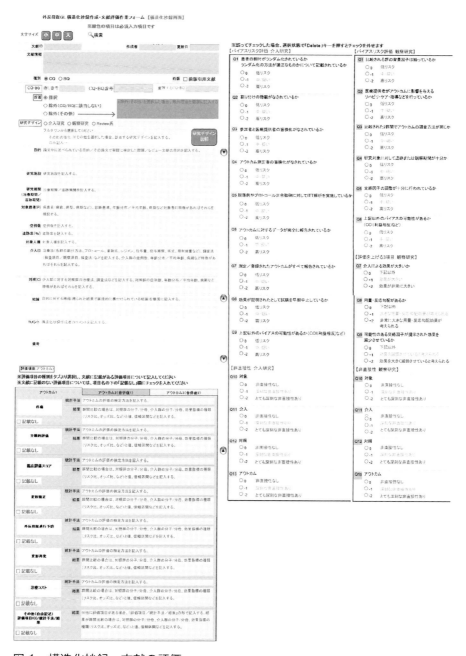

図1 構造化抄録・文献の評価

な情報も重要となる．次回改訂の際には，このような情報を取り入れることができることを期待する．それによって，本ガイドラインが医療者と患者双方にとっての意思決定，診療の質の向上のためにさらに有用なものとなるであろう．

表4 エビデンス総体評価

表5 エビデンスの強さ

- □ A（強い）：効果の推定値に強く確信がある
- □ B（中程度）：効果の推定値に中程度の確信がある
- □ C（弱い）：効果の推定値に対する確信は限定的である
- □ D（非常に弱い）：効果の推定値がほとんど確信できない

表6 推奨の強さ

- □ 1（強い）：「行うこと」または「行わないこと」を推奨する
- □ 2（弱い）：「行うこと」または「行わないこと」を提案する，条件付きで推奨する

文献

1）高倉義典：外反母趾の病態と治療．日整会誌 1996; **70**: 146.
2）Laforest: L'art de soigner les pieds, contenant un traité sur les cors, verrues, durillons, oignons, engelures, les accidens des ongles et leur difformité 2e édition. Méquignon, Blaizot, Paris, 1782.（追加文献）
3）Mizuno S, et al: Detorsion osteotomy of the first metatarsal bone in hallux valgus. 日整会誌 1956; **30**: 813.（追加文献）

第 1 章　疫学

外反母趾変形の発生頻度，男女比はどのくらいか

○解説○

　外反母趾の有病率は一般に非常に高いと考えられており，整形外科のみならず疫学，健康医学など，様々な分野からの研究報告がある．外反母趾の発生頻度については，症状ではなく，変形の有無で検討されている．

　Nix らのシステマティックレビューでは，2009 年までに発表された外反母趾変形の発生頻度に関する論文（約 50 万人が含まれる 76 の研究データ）が検討されている．この報告によると，発生率は年齢とともに増加し，その推定値は 18〜65 歳で 23％，65 歳以上で 35.7％であった．また全体では，男性は 13％，女性は 30％であり，女性で有病率が有意に高かった[1]．報告された有病率の推定値には大きなばらつきがあり，その原因として外反母趾の診断方法，被検者の年齢構成や男女比などのサンプリング方法，研究手法などがあげられている[1]．

　2010 年以降に米国，スペイン，中国で行われた地域住民に対する大規模調査（被検者数 800〜2,446名，いずれも 39 歳以上で平均 60 歳以上）では，それぞれ全体で 31.0％，39.0％，55.8％，男性では 19.7％，28.3％，53.3％，女性では 40.3％，48.1％，58.2％と報告されている[2〜4]．本邦で行われた地域住民に対する調査（被検者数 217〜1,248 名，いずれも平均 65 歳以上）では，全体で 28.8〜38.7％，男性では 11.6〜22.4％，女性では 35.2〜43.8％と報告されている[5〜7]．

　未成年の外反母趾の頻度について，本ガイドライン第 2 版では，幼稚園児では外反母趾はまれであること，小学 6 年生から中学生では男女ともに外反母趾が認められ，その頻度は男子より女子が高いことなどを記載していた．今回の検索範囲では，本邦で行われた 3 つの研究があった．小学 1年生の調査では外反母趾はなく[8]，中学 1 年から 3 年の追跡調査では男女とも学年が上がるにつれて外反母趾は増加し，3 年生では全体で 29％，男子では 26％，女子では 34％にみられた[9]．女子大学 1 年生についての調査では 29.7％に外反母趾がみられた[10]．

　成人の外反母趾は一般に年齢とともに増加すると認識されているが，長期間の追跡調査は存在せず，大規模な横断研究での年代による有病率の差が検討されている（BQ 3 を参照）．

　いずれの調査においても「母趾外反の程度」が評価されているが，外反母趾の定義について統一された見解はない．単純 X 線像による計測では，HV 角 15°以上，あるいは 20°以上を外反母趾と定義するものが多く，本邦では後者が多く採用されているが，海外では前者をとるものも多い．HV 角 15°以上を外反母趾とした場合，15〜20°であるものの占める割合は大きく[4,5,11]，この定義の違いは有病率に関して影響が大きいと考えられる．

文献

1) Nix S, et al: Prevalence of hallux valgus in the general population: a systematic review and meta-analysis. J

Foot Ankle Res 2010; **3**: 21.（追加文献）

2）Hannan MT, et al: High heritability of hallux valgus and lesser toe deformities in adult men and women. Arthritis Care Res (Hoboken) 2013; **65**: 1515.

3）Gonzalez-Martin C, et al: Hallux valgus in a random population in Spain and its impact on quality of life and functionality. Rheumatol Int 2017; **37**: 1899.

4）Luo XD, et al: Study on the foot shape characteristics of the elderly in China. Foot (Edinb) 2017; **33**: 68.

5）Nishimura A, et al: Prevalence of hallux valgus and risk factors among Japanese community dwellers. J Orthop Sci 2014; **19**: 257.

6）弓岡まみほか：高齢者の足部・足趾の形態と形態異常に関する調査研究. ヘルスプロモーション理療研 2017; **7**: 79.

7）櫻井寿美ほか：地域在住高齢者における第一趾側角度. 靴医学 2014; **27**: 97.

8）岩瀬弘明ほか：小学 1 年生の足部および足趾の形態に関する調査報告. ヘルスプロモーション理療研 2017; **7**: 115.

9）阿部真典ほか：中学生の足型計測（第 2 報）. 靴医学 2018; **31**: 61.

10）Okuda H, et al: Factors related to prevalence of hallux valgus in female university students: a cross-sectional study. J Epidemiol 2014; **24**: 200.

11）Cho NH, et al: The prevalence of hallux valgus and its association with foot pain and function in a rural Korean community. J Bone Joint Surg Br 2009; **91**: 494.

Background Question 2

外反母趾には遺伝的要因はあるか

○解説○

　一般に，外反母趾においては強い家族性傾向があると考えられている．本ガイドライン初版および第2版で検索した報告では，家族内発症は58〜90％に認められたとされているが[1〜4]，外反母趾患者についての家系調査であり，対象に偏りがあった．その後，地域住民を対象としたFramingham Foot Studyにおけるヨーロッパ系の白人の分析では，年齢や性別で異なるが，外反母趾には中等度から高度の有意な遺伝率がみられると報告された[5]．また，本邦の女子大学生を対象とした調査では，外反母趾のあるものでは47.7％に外反母趾の家族歴があった[6]．こうした遺伝は母親や祖母から受け継いでいるとする報告があり，家族歴のある人では60.4％で母親からの遺伝が疑われ，不完全な常染色体優性遺伝の存在を示唆するとされている[6]．また，男性の外反母趾患者についての報告では，68％に外反母趾の家族歴があったとされている．男性では履物との関連性は認められず，男性の外反母趾は一般に遺伝性であり，主に母親から遺伝するとされている[7]．

　外反母趾の遺伝に関する検討の多くは家系研究に基づいているため，そこから共有環境と共有遺伝子の効果を区別することは困難であった．そこで双子を対象とした研究が行われた．韓国で実施されたHealthy Twin studyでは，一卵性および二卵性の双子とその兄弟の比較から，共有環境の寄与は無視でき，遺伝的要因が重要な役割を果たしていることが示唆されている[8]．これに対して同様の双子の研究では，外反母趾が家族性に発生する傾向は確認できたが，この関連が遺伝的要因によるものであるという確証は得られず，むしろ共有の環境要因，特にtoe box（先芯）の狭い履物の使用がリスク要因であるとされた[9]．

　このように遺伝について一定の見解は得られていないが，外反母趾の根本的な遺伝決定因子の解明のため，遺伝子レベルでの検討が開始されている[10]．また，こうした遺伝的傾向について，家族内の発生頻度が高いことは足の形態，関節の形状，靱帯の柔軟性など，外反母趾をきたしやすい解剖学的および形態学的特性が遺伝することによるとの考えが示されている[6]．

文献

1) Hardy RH, et al: Observations on hallux valgus; based on a controlled series. J Bone Joint Surg Br 1951; **33-B**: 376.
2) Mitchell CL, et al: Osteotomy-bunionectomy for hallux valgus. J Bone Joint Surg Am 1958; **40-A**: 41.
3) Pique-Vidal C, et al: Hallux valgus inheritance: pedigree research in 350 patients with bunion deformity. J Foot Ankle Surg 2007; **46**: 149.
4) Coughlin MJ, et al: Hallux valgus: demographics, etiology, and radiographic assessment. Foot Ankle Int 2007; **28**: 759.
5) Hannan MT, et al: High heritability of hallux valgus and lesser toe deformities in adult men and women. Arthritis Care Res (Hoboken) 2013; **65**: 1515.
6) Okuda H, et al: Factors related to prevalence of hallux valgus in female university students: a cross-sectional study. J Epidemiol 2014; **24**: 200.
7) Nery C, et al: Hallux valgus in males-part 1: demographics, etiology, and comparative radiology. Foot Ankle Int 2013; **34**: 629.
8) Lee CH, et al: Genetic influences on hallux valgus in Koreans: the healthy twin study. Twin Res Hum Genet 2014; **17**: 121.
9) Munteanu SE, et al: Hallux valgus, by nature or nurture? a twin study. Arthritis Care Res (Hoboken) 2017; **69**: 1421.
10) Hsu YH, et al: Genome-wide association meta-analyses to identify common genetic variants associated with hallux valgus in Caucasian and African Americans. J Med Genet 2015; **52**: 762.

Background Question 3

外反母趾変形を増悪させる履物にはどのようなものがあるか

○解説○

　一般に，履物は外反母趾変形に悪影響を与えることがあると考えられている．裸足生活者と靴を履く習慣がある人々を比較した報告では，後者で外反母趾変形の発生率が高いとされている．1965年に行われた研究では，外反母趾変形の発生率は，靴を履かない群では 2% 以下であったのに対して，高齢者の靴を使用している群では男性は 16%，女性は 48% であった[1]．また，本邦での女性高齢者についての調査では，鼻緒付き草履を履く習慣のある石垣島では，通常靴を使用している愛知県地区と比べて HV 角が小さく，足部内側角（母趾をトレースしたときの，MTP 関節内側縁の外反角）の平均値は，石垣島地区では 70 歳代 10.4°，80 歳代 11.2°，90 歳代 9.2° で，愛知県地区では 70 歳代 16.3°，80 歳代 17.5°，90 歳代 16.3° であった[2]．

　ハイヒールと外反母趾の関連については様々な報告があり，本ガイドライン第 2 版では以下の 3 編の論文を取り上げた．本邦での成人女性に対するアンケート調査では，10 歳代から 40 歳代までの各年代でハイヒール使用歴のある人が外反母趾変形を自覚する率が高かった[3]．また，MOBILIZE Boston Study（高齢者の転倒リスク分析の大規模研究，被検者 600 名）では，女性においてハイヒールの使用は外反母趾発生の危険因子と報告されている[4]．Menz らは toe box が狭いことと，ヒールが高いことは外反母趾の発生と有意な関係があったとした[5]．しかし，2012 年に報告された履物と外反母趾の関連性に関するシステマティックレビューでは，それまでの研究方法にはデータの信頼性に問題があり，決定的に関連性があるとはいえないとされた[6]．

　今回の検索範囲では，Dufour らはロジスティック回帰分析により，女性では過去のハイヒールの使用により外反母趾のオッズが 47% 増加したとしている[7]．2016 年のシステマティックレビューでは，先にあげた Nguyen ら[4]，Menz ら[5]の研究に加えて，Dufour ら[7]，Dawson ら[8]の合計 4 つの研究を採用し，エビデンスレベルの高い 3 論文[4,5,7]においてはすべてハイヒール着用と外反母趾の関連性について肯定的であったと評価し，結論として "関連性がある" とした[9]．しかし，その後も議論は続いており，Menz らはつま先の幅とヒールの高さを分けて分析した．20 歳代の女性ではハイヒールや非常に狭い toe box の靴を履くことは一般的であるが，加齢とともに使用者は減り，40 歳以降では 10% 未満に減少するという特徴があることを指摘した．さらに 20 〜 39 歳の間に使用していた靴のヒールの高さと後年の外反母趾の発生には関連がなく，ハイヒールの使用年数との間にも関連は認められないが，20 〜 39 歳の間のつま先の狭い履物の着用は，後年に外反母趾の進行をもたらす可能性があるとしている[10]．また，Borchgrevink らは，40 〜 66 歳の女性ではハイヒールを履いていたことで足の痛みと胼胝の出現率は増加したが，X 線像による HV 角はハイヒール群（職場で 5 cm 以上のハイヒールを 5 年以上定期的に使用）と対照群（職場でハイヒールを使用したことがない）の間で有意な差はなかったとしている[11]．このように一定の結論は得られておらず，靴の影響については，厳密な研究方法論を使用したさらなる疫学的調査が必要であることが指摘されている[6,9]．

文献

1) Shine IB: Incidence of hallux valgus in a partially shoe-wearing community. Br Med J 1965; **5451**: 1648.

2）柴田義守ほか：外反母趾の調査（第4報） 女性高齢者の石垣島地区と愛知県地区の比較．日足の外科会誌 2007; **28**: 109.

3）坂本直俊ほか：靴による障害の実態調査 特に外反母趾に関して（第1報）．靴医学 1994; **7**: 88.

4）Nguyen US, et al: Factors associated with hallux valgus in a population-based study of older women and men: the MOBILIZE Boston Study. Osteoarthritis Cartilage 2010; **18**: 41.

5）Menz HB, et al: Footwear characteristics and foot problems in older people. Gerontology 2005; **51**: 346.

6）Nix SE, et al: Characteristics of foot structure and footwear associated with hallux valgus: a systematic review. Osteoarthritis Cartilage 2012; **20**: 1059.（追加文献）

7）Dufour AB, et al: Characteristics associated with hallux valgus in a population-based foot study of older adults. Arthritis Care Res (Hoboken) 2014; **66**: 1880.

8）Dawson J, et al: The prevalence of foot problems in older women: a cause for concern. J Public Health Med 2002; **24**: 77.

9）Barnish MS, et al: High-heeled shoes and musculoskeletal injuries: a narrative systematic review. BMJ Open 2016; **6**: e010053.

10）Menz HB, et al: Epidemiology of shoe wearing patterns over time in older women: associations with foot pain and hallux valgus. J Gerontol A Biol Sci Med Sci 2016; **71**: 1682.

11）Borchgrevink GE, et al: Does the use of high-heeled shoes lead to fore-foot pathology? A controlled cohort study comprising 197 women. Foot Ankle Surg 2016; **22**: 239.

Background Question 4

外反母趾を放置するとどうなるのか

○解説○

　外反母趾の研究で，その自然経過を明らかにできるほど長期間にわたる観察を行えたものはなく，数年以内にとどまる.

　小児期の外反母趾についてはいくつかの経過観察報告がある. 9～10歳から3年間，無治療で経過をみた報告では（93例，追跡率76.2％），この間にHV角は増大したが，第1-第2中足骨間角（M1-M2角）に有意な変化はなかった[1]. 成長期の外反母趾について平均2.8年追跡した報告（133足，最短1年以上の経過観察）では，HV角は年間0.8°ずつ増加し，変形の進行は10歳以前に顕著で，その後遅くなっていた[2]. 本邦の79名の中学生について，1年生から1年ごとに3回経時的に調査したものでは，外反母趾の頻度は，男子が13％，15％，26％，女子が22％，28％，34％と，いずれも有意に増加した[3]. 思春期から成人早期の外反母趾の自然経過（216足，経過観察期間平均5年1か月）では，MTP関節の適合性のよいものでは変形は進行しないが，亜脱臼を呈する場合は半数が増悪した[4]. また，若年者の外反母趾発生頻度については，小学1年生の調査（79名）では外反母趾はなかったこと[5]，女子大学1年生についての調査では外反母趾の頻度は29.7％であったこと[6] などが報告されている.

　成人の外反母趾については短期間の観察報告がある. 本ガイドライン第2版ではTorkkiらの研究を採用したが，中等度までの有痛性の外反母趾患者について治療介入なしに1年間の追跡調査を行ったところ，自他覚所見は改善しなかった[7]. 今回の検索範囲では，平均47か月（最短2年）の経過観察報告があり，外反母趾患者のうち26％だけに進行がみられ，この群ではHV角が平均28.9°から36.8°に変化したが，調査数が少ないため統計学的有意性については述べていない. また，外反母趾の進行と追跡期間には有意な相関は認めなかった[8]. 手術待機期間（平均700日以上）における変化を調査した報告では，M1-M2角には変化がなかったが，HV角は時間とともに平均40.4°から42°へと有意に増大した[9].

　このように経時的変化を追跡した報告は限られるが，横断研究での年代による有病率の差が検討されている. 外反母趾の有病率と年齢の間に有意な相関は見出せないとする研究も存在するが[10, 11]，一般的に成人の外反母趾変形の有病率は，年齢が上がるにつれて高くなると認識されている. 今回の検索範囲では，外反母趾の有病率の増加は加齢と関連し，10年ごとのオッズ比は男性で1.13，女性で1.27とする報告（Framingham Foot study：男性1,352名，女性1,725名）があった[12]. また，本邦の高齢者に対する調査（1,248名，男性611名，女性637名）では，外反母趾の年代別有病率は女性では60歳代，70歳代，80歳代の順に35.9％，32.2％，46.2％で，80歳代はその他に比べて有意に高率であった. 男性では60歳代，70歳代，80歳代の順に23.0％，21.4％，23.9％で，各年代間に有意な差はみられなかった[13].

　片側性外反母趾の経過についての報告では，以下の2編があった. 片側性の外反母趾患者を平均4.7年間観察したところ，58％は片側性のままであったが，残りは反対側も外反母趾を発症した[14]. 小児では，9～10歳から3年間の観察で，片側例は成長とともに両側性になることが多いと報告されている. 特に片側外反母趾例の健側には有意な変化がみられ，調査開始時のHV角は12°以下であったが，3年後には15°以上に増大していた[1].

そのほか，外反母趾と歩行や転倒，機能制限，変形性関節症などの関連について研究がなされている．Nix らは，外反母趾が足の痛み，機能，外観，履物などに悪影響を与えていたものの，全般的な身体的健康，身体活動への参加に関しては悪影響を示さなかったと報告した[15]．しかし，その後の研究では，重症例においては足の痛み，機能，全般的な健康状態，履物に有意な差が認められたと報告されている[16]．転倒に関するメタ解析では，足の問題，特に外反母趾，足趾変形，足の痛みは，高齢者の転倒に関連があった[17]．さらに外反母趾群の 42％がロコモティブシンドロームに該当し，外反母趾のない群の 22％に比べて有意にその割合が高かったとの報告がある[18]．変形性関節症と外反母趾の関連については，X 線像の解析から，膝あるいは股関節の変形性関節症と関連がある[19,20]，あるいは痛みを伴う外反母趾は膝の痛みと有意に関連があると報告されている[10]．

文献

1) Kilmartin TE, et al: A controlled prospective trial of a foot orthosis for juvenile hallux valgus. J Bone Joint Surg Br 1994; **76**: 210.
2) Sung KH, et al: Natural progression of radiographic indices in juvenile hallux valgus deformity. Foot Ankle Surg 2019; **25**: 378.
3) 阿部真典ほか：中学生の足型計測（第 2 報）．靴医学 2018；**31**：61.
4) Piggott H: The natural history of hallux valgus in adolescence and early adult life. J Bone Joint Surg 1960; **42B**: 749.
5) 岩瀬弘明ほか：小学 1 年生の足部および足趾の形態に関する調査報告．ヘルスプロモーション理療研 2017；**7**：115.
6) Okuda H, et al: Factors related to prevalence of hallux valgus in female university students: a cross-sectional study. J Epidemiol 2014; **24**: 200.
7) Torkki M, et al: Surgery vs orthosis vs watchful waiting for hallux valgus: a randomized controlled trial. JAMA 2001; **285**: 2474.
8) Lee SY, et al: Radiographic measurements associated with the natural progression of the hallux valgus during at least 2 years of follow-up. Foot Ankle Int 2018; **39**: 463.
9) Koo KK, et al: The progression of hallux valgus in the oriental Chinese population in Hong Kong. Foot (Edinb) 2017; **32**: 15.
10) Cho NH, et al: The prevalence of hallux valgus and its association with foot pain and function in a rural Korean community. J Bone Joint Surg Br 2009; **91**: 494.
11) Nguyen US, et al: Factors associated with hallux valgus in a population-based study of older women and men: the MOBILIZE Boston Study. Osteoarthritis Cartilage 2010; **18**: 41.
12) Dufour AB, et al: Characteristics associated with hallux valgus in a population-based foot study of older adults. Arthritis Care Res (Hoboken) 2014; **66**: 1880.
13) 櫻井寿美ほか：地域在住高齢者における第一趾側角度．靴医学 2014；**27**：97.
14) Young KW, et al: Unilateral hallux valgus: is it true unilaterality, or does it progress to bilateral deformity? Foot Ankle Int 2013; **34**: 498.
15) Nix SE, et al: Foot pain and functional limitation in healthy adults with hallux valgus: a cross-sectional study. BMC Musculoskelet Disord 2012; **13**: 197.（追加文献）
16) López DL, et al: Quality of life impact related to foot health in a sample of older people with hallux valgus. Aging Dis 2016; **7**: 45.
17) Menz HB, et al: Foot problems as a risk factor for falls in community-dwelling older people: A systematic review and meta-analysis. Maturitas 2018; **118**: 7.
18) 西村明展ほか：高齢者外反母趾は年齢・性別と独立して運動機能低下に影響する．日足の外科会誌 2015；**36**：29.
19) Nishimura A, et al: Prevalence of hallux valgus and risk factors among Japanese community dwellers. J Orthop Sci 2014; **19**: 257.
20) Golightly YM, et al: Factors associated with hallux valgus in a community-based cross-sectional study of adults with and without osteoarthritis. Arthritis Care Res (Hoboken) 2015; **67**: 791.

第2章　病態

Background Question 5

外反母趾の成因に関係する病態にはどのようなものがあるか

○解説○

　外反母趾変形を生じる病態として，母趾 MTP 関節部での外反と内側支持機構の弛緩，第 1 中足骨の内反，扁平足，開張足，母趾の回内，母趾種子骨の外側偏位などがあげられ，これらが相互に影響し合っていると考えられる．外反母趾に関連する足の構造についてのシステマティックレビューでは，重要な因子として M1-M2 角が大きいこと，第 1 中足骨が長いこと，第 1 中足骨頭が丸いこと，種子骨の外側偏位があげられた[1]．

　外反母趾と第 1 中足骨の内反との関連について，1912 年の Edwald，そして 1951 年の Hardy and Clapham の報告以来，数多くの研究があり，HV 角と M1-M2 角には強い相関があることから，外反母趾の原因として第 1 中足骨内反があげられた．一方で，第 1 中足骨内反は外反母趾変形の原因というより結果であるとの考えも示され，母趾の外反変形が近位部に影響を及ぼして中足骨内反につながる可能性に言及されている[2]．

　こうした第 1 中足骨内反は，Morton や Lapidus の報告以来，主に足根中足関節（tarsometatarsal joint：TMT 関節）の過剰な可動性（hypermobility）によると考えられていたが，それについての研究は少なかった．ようやく本ガイドライン第2版の検索範囲で Klaue device を用いた研究が進み，第 1 TMT 関節の hypermobility は HV 角，M1-M2 角と相関する考えが示された[3]．hypermobility が外反母趾の発症の原因なのか，変形の結果なのかは，その後も議論の的になっていたが，屍体を用いた基礎的研究[4]や実際の手術[5~8]において，術後に母趾列の hypermobility が減少することが報告された．外反母趾変形の進行には第 1 TMT 関節の不安定性がかかわっていると考えられるが，母趾の外反変形の改善によってある程度安定化できることから，近年ではそれは外反母趾の原因ではなく，むしろ結果であると考えられている．また，母趾列を安定化させる構造として，足底腱膜の関与が推察されている[9,10]．

　外反母趾の病態に関しては，今回の検索範囲でも引き続き多数の研究がなされている．過去に第 1 TMT 関節の内側傾斜が外反母趾の原因であるとする考えがあったが，解剖学的研究により，内側傾斜角は X 線の入射角によって大幅に変化すること，さらに第 1 TMT 関節の可動性は関節面の形状や inclination angle とは有意な相関関係はないことが報告された[11]．HV 角と M1-M2 角の関連については，Meyr らは，Loess 回帰の統計手法によると両者は単一の直線関係ではなく，2 つの交差する直線で表される関係にあるとしている．また，2 つの回帰直線の交点は HV 角 18°，M1-M2 角 10° 付近にあり，これを超えると急速に変形が進行することを推察している[12]．また，外反母趾では母趾 MTP 関節の内側支持機構の弛緩がみられるが，屍体による実験的研究から，母趾の外反変形や回旋は近位に変化を及ぼして中足骨内反につながる可能性があることを示唆した研究があり[13]，前述の Munuera ら[2]の考えを支持している．

　第 1 中足骨の内反と TMT 関節の hypermobility については，三次元的検討が行われていた．Klaue device を用いた研究においては，第 1 TMT 関節の変位は従来検討されてきた背側方向ではなく，45°背内側方向が最も大きいと報告された[14]．また，荷重位 CT を用いて三次元的に分析した研究では，外反母趾では荷重によって第 1 中足骨が脛骨軸に対して内転（第 1 中足骨の内反に相当），背屈，回内し，これらはいずれも正常足よりも有意に大きいこと[15, 16]，第 1 TMT 関節の関節裂隙は底側が開大し，中足骨は背側に移動すること[16]，第 1 MTP 関節において，基節骨の変位量，回旋量ともに複数の方向で有意に大きいこと[17] などが報告された．その他の関節については，有意な差がないとするもの[17] と，距舟関節や内側楔舟関節，内側・中間楔状骨間でも可動性が有意に大きいとするものがある[15, 16, 18]．その他の CT による研究では，外反母趾においては第 2 中足骨や足底面に対して第 1 中足骨は回内していること[19, 20]，第 1 中足骨自体にも捻れが生じていることなどが報告されている[21, 22]．これらの研究は，外反母趾においては，荷重すると第 1 TMT 関節の動きによって第 1 中足骨頭は回旋を伴って背内側に大きく偏位することを示している．

　外反母趾変形の重要な因子のひとつとして，第 1 中足骨頭に対する種子骨の外側偏位があるが，実際には第 1 中足骨が内反するために，相対的に種子骨が外側に変位してみえる状態である．Okuda らは外反母趾手術後の種子骨の整復状態を調査し，整復不良の症例では術後の再発率が高いことを明らかにした[23]．また，HV 角が 20°を超えると内側種子骨の位置に明らかな変化が現れ，Hardy 分類 4 以上が急速に増えるとするものや[12]，Hardy 分類 4 以下は外反母趾の重症度を反映しないが，5 以上では有意に HV 角，M1-M2 角が増大しているとの報告がある[24]．

　母趾の長さと外反母趾の発症に関して，母趾が第 2 趾より長い場合（エジプト型）には，靴や荷重の影響により外反母趾を発症しやすいと考えられてきた．第 1 中足骨，基節骨が長いこと，第 1 中足骨の相対的突出なども関連性があると報告されているが[25]，システマティックレビューでは，外反母趾に関連がある重要な因子として，第 1 中足骨が長いことのみがあげられている[1]．

　外反母趾では，単純 X 線足部荷重位背底像で第 1 中足骨頭外側縁が丸くみえているものが多い．システマティックレビューでは，外反母趾変形の重要な因子のひとつとして，第 1 中足骨頭が丸いことがあげられた[1]．これは第 1 中足骨頭の回旋によるもので，Round 徴候陽性と評価され，外反母趾手術後にもそのようにみえている場合は変形の再発が多いことが報告されている[26]．

　扁平足・開張足との関係については，その定義や診断基準が明確でないことから比較検討することが難しい．システマティックレビューでは，一般的な扁平足を評価する骨角度計測法では差がなかったが，第 1 TMT 関節の沈み込み[27] や舟状骨の沈下については有意な差があった[1]．

文献

1) Nix SE, et al: Foot pain and functional limitation in healthy adults with hallux valgus: a cross-sectional study. BMC Musculoskelet Disord 2012; **13**: 197.（追加文献）
2) Munuera PV, et al: Medial deviation of the first metatarsal in incipient hallux valgus deformity. Foot Ankle Int 2006; **27**: 1030.
3) Coughlin MJ, et al: Hallux valgus and first ray mobility. A prospective study. J Bone Joint Surg Am 2007; **89**: 1887.
4) Coughlin MJ, et al: Hallux valgus and first ray mobility: a cadaveric study. Foot Ankle Int 2004; **25**: 537.
5) Kim JY, et al: Mobility changes of the first ray after hallux valgus surgery: clinical results after proximal metatarsal chevron osteotomy and distal soft tissue procedure. Foot Ankle Int 2008; **29**: 468.
6) Coughlin MJ, et al: Hallux valgus in men. Part II: First ray mobility after bunionectomy and factors associated with hallux valgus deformity. Foot Ankle Int 2003; **24**: 73.
7) Faber FW, et al: Role of first ray hypermobility in the outcome of the Hohmann and the Lapidus procedure. A prospective, randomized trial involving one hundred and one feet. J Bone Joint Surg Am 2004; **86**: 486.
8) Thompson IM, et al: Fusion rate of first tarsometatarsal arthrodesis in the modified Lapidus procedure and flatfoot reconstruction. Foot Ankle Int 2005; **26**: 698.

 9) Grebing BR, et al: The effect of ankle position on the exam for first ray mobility. Foot Ankle Int 2004; **25**: 467.

10) Rush SM, et al: Biomechanics of the first ray. Part II: Metatarsus primus varus as a cause of hypermobility. A three-dimensional kinematic analysis in a cadaver model. J Foot Ankle Surg 2000; **39**: 68.

11) Doty JF, et al: First metatarsocuneiform joint mobility: radiographic, anatomic, and clinical characteristics of the articular surface. Foot Ankle Int 2014; **35**: 504.

12) Meyr AJ, et al: Descriptive quantitative analysis of hallux abductovalgus transverse plane radiographic parameters. J Foot Ankle Surg 2014; **53**: 397.

13) Dayton P, et al: Observed changes in radiographic measurements of the first ray after frontal and transverse plane rotation of the hallux: does the hallux drive the metatarsal in a bunion deformity? J Foot Ankle Surg 2014; **53**: 584.

14) Singh D, et al: Comparison of dorsal and dorsomedial displacement in evaluation of first ray hypermobility in feet with and without hallux valgus. Foot Ankle Surg 2016; **22**: 120.

15) Kimura T, et al: Evaluation of first-ray mobility in patients with hallux valgus using weight-bearing CT and a 3-D analysis system a comparison with normal feet. J Bone Joint Surg Am 2017; **99**: 247.

16) Geng X, et al: Mobility of the first metatarsal-cuneiform joint in patients with and without hallux valgus: in vivo three-dimensional analysis using computerized tomography scan. J Orthop Surg Res 2015; **10**: 140.

17) Watanabe K, et al: Three-dimensional analysis of tarsal bone response to axial loading in patients with hallux valgus and normal feet. Clin Biomech (Bristol, Avon) 2017; **42**: 65.

18) Kimura T, et al: Comparison of intercuneiform 1-2 joint mobility between hallux valgus and normal feet using weightbearing computed tomography and 3-dimensional analysis. Foot Ankle Int 2018; **39**: 355.

19) Campbell B, et al: Pilot Study of a 3-dimensional method for analysis of pronation of the first metatarsal of hallux valgus patients. Foot Ankle Int 2018; **39**: 1449.

20) Kim Y, et al: A new measure of tibial sesamoid position in hallux valgus in relation to the coronal rotation of the first metatarsal in CT scans. Foot Ankle Int 2015; **36**: 944.

21) Ota T, et al: Etiological factors in hallux valgus, a three-dimensional analysis of the first metatarsal. J Foot Ankle Res 2017; **10**: 43.

22) 丸山和典ほか: 重度外反母趾の第1中足骨の捻れに関する検討 CTによる評価. 日足の外科会誌 2017; **38**: 42.

23) Okuda R, et al: Postoperative incomplete reduction of the sesamoids as a risk factor for recurrence of hallux valgus. J Bone Joint Surg Am 2009; **91**: 1637.（追加文献）

24) Katsui R, et al: Relationship between displacement and degenerative changes of the sesamoids in hallux valgus. Foot Ankle Int 2016; **37**: 1303.

25) Munuera PV, et al: Length of the first metatarsal and hallux in hallux valgus in the initial stage. Int Orthop 2008; **32**: 489.

26) Okuda R, et al: The shape of the lateral edge of the first metatarsal head as a risk factor for recurrence of hallux valgus. J Bone Joint Surg Am 2007; **89**: 2163.（追加文献）

27) Komeda T, et al: Evaluation of the longitudinal arch of the foot with hallux valgus using a newly developed two-dimensional coordinate system. J Orthop Sci 2001; **6**: 110.

Background Question 6

外反母趾に併存する病態にはどのようなものがあるか

○解説○

外反母趾に合併して，中足痛，第 2・3 趾 MTP 関節脱臼，足趾変形，第 2・3 TMT 関節症，感覚障害，趾節間外反母趾，第 1 中足骨頭軟骨損傷，種子骨 - 第 1 中足骨関節の関節症など，様々な問題点がみられる．

1. 中足痛（metatarsalgia）

外反母趾でみられる中足痛の発生要因として，一般的に外反母趾の増悪による支持性の低下，あるいは第 2〜5 中足骨が相対的に長くなることにより，第 2〜5 中足骨底部への過負荷がかかると考えられている．一方，外反母趾における足底圧の研究については，2013 年に報告されたシステマティックレビューでは，いまだ一致した結果は得られていないとされた[1]．今回の検索範囲における足底圧に関する研究では，外反母趾では健常群と比較して，前足部では母趾領域の足底圧，ピーク圧が有意に小さく，他趾では有意に大きいことが示された[2]．また，外反母趾が重症化すると，前足部中央の機械的負荷が増加することが報告された[3,4]．一方で Slullitel らは，一般的な理解とは相容れないが，中足痛と HV 角，M1-M2 角，アーチ形状，内転中足との間には有意な関連性を証明できなかったとし，ロジスティック回帰分析における重要な予測因子として，体重，第 2〜5 趾変形，アキレス腱短縮をあげた[5]．

2. 第 2 趾 MTP 関節脱臼，足趾変形

外反母趾では第 2 趾の変形はしばしばみられ，一般的に外反母趾変形の増悪が関与していると考えられている．Gribbin らは多変量解析で，第 2 趾ハンマー趾の予測因子として年齢と HV 角が検出されたとしている[6]．また Kokubo らは，M1-M2 角は外反母趾単独群に比べて第 2 趾 MTP 関節脱臼合併群で有意に小さく，さらに BMI，趾節間 HV 角，第 2 中足骨傾斜角は脱臼群で有意に大きいと報告した．また，脱臼方向によりサブグループに分けると，外側脱臼型では重度の外反母趾と内転中足，内側脱臼型では中等度の外反母趾と M1-M2 角の増大，中間脱臼型では母趾趾節間関節（interphalangeal joint：IP 関節）内反と第 2 中足骨の強い傾斜といった傾向がみられ，足部形態の特徴が脱臼の変位方向に影響することを示唆した[7]．

3. 第 2・3 TMT 関節症

外反母趾に伴う第 2 TMT 関節症についての検討では，多変量解析における予測因子として，年齢，HV 角，BMI，中足骨内転角が検出された[6]．また，外反母趾のみの群と，外反母趾に TMT 関節症を伴う群との比較で，後者では第 2〜4 中足骨が長いこと，第 2 中足骨の近位関節面の傾斜が強いこと，内転中足がみられることが報告されている[8]．

4. 趾節間外反母趾

Strydom らは，HV 角と趾節間角の合計を母趾全体の外反変形とすると，趾節間角の寄与は全体で 37.9％と報告した[9]．

5. 内反小趾

　内反小趾と外反母趾の関連性については議論があるが，内反小趾患者の75.6%（224/366例）に外反母趾がみられたと報告されている[10]．

6. 感覚障害

　外反母趾患者にみられる神経障害の有無についての調査（48例）では，77%に感覚障害がみられた．その部位はバニオン部の背内側で，浅腓骨神経の分枝である母趾背内側皮神経の領域であった．また，外反母趾の外科的矯正により，2年後には改善が確認された[11]．

7. 軟骨損傷

　外反母趾に伴う軟骨損傷についての解剖学的研究（15°以上の外反母趾を有する29足）では，中足骨頭の中央先端から底側と内側種子骨でその頻度が高く，70%程度にみられた．また，軟骨損傷の最大深度は，その厚みの50%を超えるもの（46%），軟骨下骨に達するもの（33%）が多かった[12]．外反母趾の術中に骨軟骨病変を観察した研究（56足）では，91%に病変がみられ，中足骨頭の中央先端から底側に多かった[13]．

8. 種子骨 - 第1中足骨関節の関節症

　CTを用いた研究では，外反母趾患者の80%（217/269足）に種子骨と骨頭の関節面における関節症性変化がみられたとされ，外反母趾変形の進行に伴って種子骨の横方向への偏位が増加し，Hardy分類4以上に偏位すると関節症が出現することが示された．偏位の増大とともに関節症性変化の出現率も増加し，crista（中足骨頭底側中央の骨性突出）の平坦化や消失が発生すると報告されている[14]．

9. 内転中足

　内転中足（metatarsus adductus）は，前足部が内転して中足骨の偏位を伴う状態で，外反母趾と関連する変形と考えられている．外反母趾患者における内転中足の有病率は29〜35%と報告されている[6,15]．

10. 母趾の筋力低下

　外反母趾に伴う母趾の筋力低下についての研究では，母趾で足底へ圧迫力を加えると，HV角40°未満の症例に比べて，40°以上の症例で有意に小さく，平均38%減少することや[16]，第1中足骨遠位骨切り術後には，母趾屈曲力は術前よりも増強することが報告された[17]．また，超音波で測定した研究では，母趾外転筋，短母趾屈筋の断面積は健常群に比べて外反母趾群で有意に小さかった[18]．

11. 歩行障害

　2013年に報告されたシステマティックレビューでは，高齢の外反母趾患者では不安定な歩行パターンを示し，不整地を歩くときに速度と歩幅が減少するとの研究が1編あるが，ほとんどの研究ではこれらは変化していないとされた[1]．今回の検索範囲では，外反母趾群では健常群と比較して床反力が有意に小さく，その作用点は外側に移動しており，蹴り出しの推進力が低下していることが示唆された[19]．また，中等度以上の外反母趾では歩行中に母趾と床の接触が維持されず，母趾の体重を支える機能が低下していると報告された[4]．また西村らは，外反母趾群では最大歩行速度

が遅く，歩幅が小さく，動的バランスが悪いとしている[20]．

12.　外反母趾が足部より中枢に及ぼす影響

　地域住民に対する横断研究では，膝痛，変形性膝関節症との関連が報告されているが[21〜23]，それらの因果関係については明らかになっていない．

文献

1) Nix SE, et al: Gait parameters associated with hallux valgus: a systematic review. J Foot Ankle Res 2013; **6**: 9.
2) Galica AM, et al: Hallux valgus and plantar pressure loading: the Framingham foot study. J Foot Ankle Res 2013; **6**: 42.
3) Koller U, et al: Plantar pressure characteristics in hallux valgus feet. J Orthop Res 2014; **32**: 1688.
4) Hida T, et al: Comparison of plantar pressure distribution in patients with hallux valgus and healthy matched controls. J Orthop Sci 2017; **22**: 1054.
5) Slullitel G, et al: Effect of first ray insufficiency and metatarsal index on metatarsalgia in hallux valgus. Foot Ankle Int 2016; **37**: 300.
6) Gribbin CK, et al: Relationship of radiographic and clinical parameters with hallux valgus and second ray pathology. Foot Ankle Int 2017; **38**: 14.
7) Kokubo T, et al: Radiographic shape of foot with second metatarsophalangeal joint dislocation associated with hallux valgus. Foot Ankle Int 2017; **38**: 1374.
8) Ito K, et al: Degenerative osteoarthrosis of tarsometatarsal joints in hallux valgus: a radiographic study. J Orthop Sci 2003; **8**: 629.（追加文献）
9) Strydom A, et al: A radiographic analysis of the contribution of hallux valgus interphalangeus to the total valgus deformity of the hallux. Foot Ankle Surg 2017; **23**: 27.
10) Şaylı U, et al: Prevalence estimation and familial tendency of common forefoot deformities in Turkey: A survey of 2662 adults. Acta Orthop Traumatol Turc 2018; **52**: 167.
11) Jastifer JR, et al: Sensory nerve dysfunction and hallux valgus correction: a prospective study. Foot Ankle Int 2014; **35**: 757.
12) Doty JF, et al: Articular chondral damage of the first metatarsal head and sesamoids: analysis of cadaver hallux valgus. Foot Ankle Int 2013; **34**: 1090.
13) Jastifer JR, et al: Osteochondral lesions in surgically treated hallux valgus. Foot Ankle Int 2014; **35**: 643.
14) Katsui R, et al: Relationship between displacement and degenerative changes of the sesamoids in hallux valgus. Foot Ankle Int 2016; **37**: 1303.
15) Aiyer AA, et al: Prevalence of metatarsus adductus in patients undergoing hallux valgus surgery. Foot Ankle Int 2014; **35**: 1292.
16) 橋本浩樹ほか：外反母趾患者における母趾圧迫力の検討．日足の外科会誌 2014; **35**: 102.
17) 杉原悠ほか：外反母趾患者に対する遠位骨切り術後の母趾屈曲力の検討．日足の外科会誌 2018; **39**: 222.
18) Lobo CC, et al: Ultrasound evaluation of intrinsic plantar muscles and fascia in hallux valgus: A case-control study. Medicine (Baltimore) 2016; **95**: e5243.
19) 田辺理恵ほか：外反母趾患者の歩行分析　立脚終期に着目して．日足の外科会誌 2018; **39**: 158.
20) 西村明展ほか：高齢者外反母趾は年齢・性別と独立して運動機能低下に影響する．日足の外科会誌 2015; **36**: 29.
21) Cho NH, et al: The prevalence of hallux valgus and its association with foot pain and function in a rural Korean community. J Bone Joint Surg Br 2009; **91**: 494.
22) Nishimura A, et al: Prevalence of hallux valgus and risk factors among Japanese community dwellers. J Orthop Sci 2014; **19**: 257.
23) Golightly YM, et al: Factors associated with hallux valgus in a community-based cross-sectional study of adults with and without osteoarthritis. Arthritis Care Res (Hoboken) 2015; **67**: 791.

第 3 章　診断

外反母趾の診断，評価はどのように行うか

○解説○

　一般に外反母趾の診断は，第 1 MTP 関節での母趾外反の程度によってなされている．荷重位の足部背底単純 X 線像を用いて，第 1 中足骨長軸と母趾基節骨長軸のなす角：HV 角を計測するのが一般的である．また，臨床評価については，本邦では JSSF スケール（日本足の外科学会 母趾判定基準）と SAFE-Q（Self-Administered Foot Evaluation Questionnaire：自己記入式足部足関節評価質問票）が広く用いられている．

1. 単純 X 線の撮影方法

　外反母趾の単純 X 線撮影では，患者の撮影肢位，荷重のかけ方，照射の中心，管球の方向，管球までの距離，カセットの位置などの条件を一定にする必要があるが，本ガイドライン第 2 版では推奨できる撮影条件は見出し得ず，今回の検索範囲でも荷重以外の至適撮影条件についての詳細な研究はなかった．

　2002 年に報告された AOFAS（米国足の外科学会）における角度計測に関する特別委員会からの推奨では，膝関節伸展位の立位，片足ならば回旋は中間で足部が真っ直ぐ前方を向く，管球は 40 インチ（約 102 cm）離して垂直方向に 20°上方から，足根中足関節を中心として撮影するとされている[1]．本邦では，荷重位で，管球は 100 cm 離して，垂直方向に 7〜20°上方からとするものが多く，AOFAS の推奨とおおむね同様に撮影が行われている．

　荷重のかけ方による計測値の変化についてはいくつかの報告があるが[2,3]，現状では外反母趾の評価は荷重位で行うことが必須と考えられており，AOFAS における角度計測に関する特別委員会からも荷重位での撮影が推奨されている[1]．

2. 角度計測法

　Hardy らの報告以来[4]，第 1 中足骨，基節骨，第 2 中足骨の骨軸を定めることによって HV 角や M1-M2 角が計測されてきたが，計測方法は研究者間で少しずつ異なっていた．また，外反母趾に対して骨切り術が行われると，従来の方法では第 1 中足骨軸を定めるのが難しく，矯正の程度が反映される計測法が必要となったことから，様々な検討がなされてきた[5〜8]．2002 年に報告された AOFAS における角度計測に関する特別委員会から推奨された計測法を図 1 に示す[1]．さらに遠位骨切り術については，Miller らが 1974 年に報告した，第 1 中足骨の骨頭中心を利用する方法を併用することが推奨された（図 2）[1]．その後，遠位骨切り術での計測法については Schneider ら[7]，近位骨切り術については Shima ら[8] により検者内・検者間誤差の検証が行われた．Shima らが推奨した第 1 中足骨頭中心と近位関節面の中央を結ぶ線を骨軸として用いる方法は，重症度評価や近

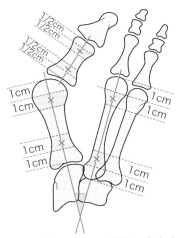

図１　青色の部分で骨幅の中央を求め，中枢，末梢の２点を結ぶ

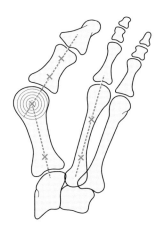

図２　第１中足骨頭に同心円を設定して，骨頭の中心を求める

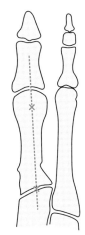

図３　第１中足骨の骨頭中心と，第１中足骨基部関節面の中央を用いる

位骨切り術以外に，術後の変化にも応用できる（図３）[8].

３．Ｘ線計測値

計測項目には様々なものがあるが，共通して用いられているのは HV 角と M1-M2 角で，種子骨偏位度の検討も多くの文献で行われている.

a．HV 角の正常値と重症度分類

1951 年に Hardy らは，健常群の HV 角は平均 15.7°と報告し [4]，その後の多くの書籍や文献に引用されている．Munuera らは自験例を含めた 12 編の研究について報告しているが，HV 角の平均は 6.5～16.7°であった [9]．今回の検索の範囲では，HV 角の平均値についての統計学的手法を用いた詳細な検討があり，従来の報告や書籍に示されたデータよりはやや大きく，17.59±8.87°（平均±SD）とされている [10].

外反母趾の重症度分類については統一された見解はなく，研究者により外反母趾の定義が異なり，15°以上あるいは 20°以上とする文献が混在している．また，臨床的にも境界領域の外反母趾が存在し，Ｘ線像上では変形が軽度であるにもかかわらず，バニオンの疼痛を訴える症例がある.

本委員会では，これまでの報告から少なくとも HV 角 20°以上は外反母趾としてよいと考え，本ガイドラインでは初版より外反母趾の重症度分類は HV 角が 20°以上 30°未満のものを軽度，30～40°を中等度，40°以上を重度と定義している.

［参考］Coughlin らは，HV 角の正常値を 15°以下とし，20°未満を軽度の外反母趾，20～40°を中等度，40°以上を重度としている [5].

b．M1-M2 角の正常値

M1-M2 角の正常値について，Munuera らは自験例を含めた 12 編の研究について報告している．M1-M2 角の平均は，他に比べて著しく低い１編を除くと，8～9.8°であった [9]．今回の検索の範囲では，統計学的手法を用いた詳細な検討があり，平均は 9.93±2.97°（平均±SD）とされている [10].

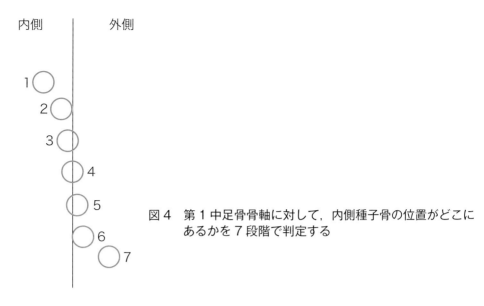

内側　　　外側

1
2
3
4
5
6
7

図4　第1中足骨骨軸に対して，内側種子骨の位置がどこに
　　　あるかを7段階で判定する

c. 種子骨偏位度

Hardyの分類が広く用いられ，第1中足骨骨軸と内側種子骨の位置関係により7段階に分類されている（図4）[4].

[補足] X線像以外の外反母趾の評価

疫学的な調査では，母趾の外反角度の評価はフットプリントや足の写真撮影などにより足部内側角を計測する方法が頻用されており，X線被曝を避ける方法として有用である．足部内側角はHV角とよく相関するが，計測値はHV角と有意な差がないとするものや[11]，4〜5°小さく測定されるとするものなどがあり[12,13]，一定でない．また，重症度の評価には，Manchester scale[14]などの，典型例の図や写真と足を見比べて被検者あるいは評価者が判断するものがあり，やはりHV角による分類と相関するが，自己判断によるものは過小評価される傾向がある[15].

4. 臨床評価

本ガイドライン第2版において，外反母趾に対する客観的な臨床評価法としてJSSFスケールがあり，SAFE-Qなどの患者立脚型のQOL評価も併せて行うことを推奨した．現在，本邦においてはこれらが広く用いられている．医療者側からの評価としてはJSSF hallux scale（母趾判定基準）とJSSF lesser scale（2〜5趾判定基準）が使用される．またSAFE-Qは，足部足関節領域の患者立脚型の評価として世界初のものである．いずれも開発の経緯や，「妥当性」，「信頼性」，「反応性」の計量心理学的検証について英文で公表されており[16〜18]，海外誌への投稿にも対応できる．

一方，1994年にAOFASが作成した評価法（AOFAS score）[19]は，長年にわたり足部，足関節疾患の世界標準の臨床評価法として用いられてきた．しかし主観的項目に医療者側のバイアスが入る可能性や，計量心理学的検証を経ていないことが指摘されている[20〜22]．また，SF-36は厳格な計量心理学的検証を経て，世界標準となっている患者立脚型包括的QOL評価で[23]，足の疾患にも用いられている．しかし，包括的評価法は外反母趾患者特有の症状の推移をみるには鋭敏性に欠けるという指摘もある[24]．それに対してSAFE-Qは足部・足関節に特化した「部位特異的評価」である．その他の部位特異的評価法としてFHSQ（Foot Health Status Questionnaire）[14]，MOXFQ（Manchester-Oxford Foot Questionnaire）などがある[25].

文献

1) Coughlin MJ, et al: Angular measurements in the evaluation of hallux valgus deformities: a report of the ad hoc committee of the American Orthopaedic Foot & Ankle Society on angular measurements. Foot Ankle Int 2002; **23**: 68.

2) 竹山昭徳ほか：足部立位 X 線の前足部計測値の荷重位置による変化について. 整外と災外 2005; **54**: 286.

3) van der Woude P, et al: Intra- and interobserver agreement in hallux valgus angle measurements on weightbearing and non-weightbearing radiographs. J Foot Ankle Surg 2019; **58**: 706.（追加文献）

4) Hardy RH, et al: Observations on hallux valgus; based on a controlled series. J Bone Joint Surg Br 1951; **33-B**: 376.

5) Coughlin MJ: Hallux valgus in men: effect of the distal metatarsal articular angle on hallux valgus correction. Foot Ankle Int 1997; **18**: 463.

6) Schneider W, et al: Metatarsophalangeal and intermetatarsal angle: different values and interpretation of postoperative results dependent on the technique of measurement. Foot Ankle Int 1998; **19**: 532.

7) Schneider W, et al: Reproducibility of the radiographic metatarsophalangeal angle in hallux surgery. J Bone Joint Surg Am 2003; **85**: 494.（追加文献）

8) Shima H, et al: Radiographic measurements in patients with hallux valgus before and after proximal crescentic osteotomy. J Bone Joint Surg Am 2009; **91**: 1369.（追加文献）

9) Munuera PV, et al: Medial deviation of the first metatarsal in incipient hallux valgus deformity. Foot Ankle Int 2006; **27**: 1030.

10) Meyr AJ, et al: Descriptive quantitative analysis of hallux abductovalgus transverse plane radiographic parameters. J Foot Ankle Surg 2014; **53**: 397.

11) Pourhoseingholi E, et al: Footprint as an alternative to X-ray in hallux valgus angle measurement. Med J Islam Repub Iran 2017; **31**: 33.

12) Klein C, et al: The hallux valgus angle of the margo medialis pedis as an alternative to the measurement of the metatarsophalangeal hallux valgus angle. BMC Musculoskelet Disord 2014; **15**: 133.

13) 清水新悟ほか：フットプリント上での外反母趾角と内反小趾角の評価検討. 日足の外科会誌 2010; **31**: 35.

14) Menz HB, et al: Radiographic validation of the Manchester scale for the classification of hallux valgus deformity. Rheumatology (Oxford) 2005; **44**: 1061.（追加文献）

15) Nix S, et al: Prevalence of hallux valgus in the general population: a systematic review and meta-analysis. J Foot Ankle Res 2010; **3**: 21.（追加文献）

16) Niki H, et al: Development and reliability of a standard rating system for outcome measurement of foot and ankle disorders I: development of standard rating system. J Orthop Sci 2005; **10**: 457.

17) Niki H, et al: Development and reliability of a standard rating system for outcome measurement of foot and ankle disorders II: interclinician and intraclinician reliability and validity of the newly established standard rating scales and Japanese Orthopaedic Association rating scale. J Orthop Sci 2005; **10**: 466.

18) Niki H, et al: Validity and reliability of a self-administered foot evaluation questionnaire (SAFE-Q). J Orthop Sci 2013; **18**: 298.

19) Kitaoka HB, et al: Clinical rating systems for the ankle-hindfoot, midfoot, hallux, and lesser toes. Foot Ankle Int 1994; **15**: 349.

20) Button G, et al: A meta-analysis of outcome rating scales in foot and ankle surgery: is there a valid, reliable, and responsive system? Foot Ankle Int 2004; **25**: 521.

21) Thordarson D, et al: Correlation of hallux valgus surgical outcome with AOFAS forefoot score and radiological parameters. Foot Ankle Int 2005; **26**: 122.

22) SooHoo NF, et al: Evaluation of the validity of the AOFAS Clinical Rating Systems by correlation to the SF-36. Foot Ankle Int 2003; **24**: 50.

23) Ware JE, et al: SF-36 physical and mental health summary scales: a user's manual. Boston, Mass: The Health Institute, New England Medical Center 1994.

24) Thordarson DB, et al: Outcome study of hallux valgus surgery-an AOFAS multi-center study. Foot Ankle Int 2001; **22**: 956.

25) Dawson J, et al: A patient-based questionnaire to assess outcomes of foot surgery: validation in the context of surgery for hallux valgus. Qual Life Res 2006; **15**: 1211.（追加文献）

第4章 保存療法

Background Question 8

保存療法にはどのようなものがあるか

○解説○

　外反母趾に対する保存療法は手術療法と比較すると低コストで容易に取り組むことができるため，手術療法に先行して行われている．患者ごとの病態を把握し，適切な保存療法を行えば，十分な治療効果を得られることもある．したがって，保存療法に対する知識と治療効果の評価が重要である．適切に評価されないまま，無効な保存療法を長期間続けてしまうことは，手術療法に切り替えるタイミングが遅れ，治療期間の長期化，重症化といった不利益を生ずる．

　保存療法の種類は靴指導，運動療法，装具療法，薬物療法に大別される．ここでは現在，本邦で行われている外反母趾に対する保存療法について解説する．

1. 靴指導

　外反母趾に対する靴指導については一般に以下に述べるような点を指導することが多い．

a. 母趾 MTP 関節内側部を圧迫しない

　母趾 MTP 関節内側部痛は，一般に第1中足骨頭内側の突出部が靴などにより圧迫されることにより生じるが，同部を走行している背側趾神経の障害によるとする報告がある[1]．

b. toe box が広く足趾の運動を妨げない

　20歳代のころに toe box が狭い靴を着用することにより，外反母趾の相対危険度が高くなるとする報告がある[2]．

c. ヒールは低めとする

　ハイヒールではつま先が toe box 内に滑り，母趾の回内や外反が増悪する[3]．特にヒール高6cm以上では前足部が開張し，母趾が伸展することにより，外反母趾が生じやすくなるという報告もある[4]．

d. 柔らかい素材を使用する

　第2・3趾の変形を合併する外反母趾では足の甲を覆う素材が柔らかく，toe box が広い靴を選択する[5]．

e. 靴紐はしっかり締める

　荷重時より非荷重時のほうが足囲は短いので，大きすぎる靴を避けるために荷重時足囲よりも細

い靴を選び，紐で調整ができることを勧めている報告がある[6]．靴紐をしっかり締めることで，中足部を安定化させることが重要とされている．

f. 適切なサイズの靴を選ぶ

足長の小さい靴を履いている小児ではHV角が増加していたという報告があり[7]，適切なサイズの靴を選ぶことにより外反母趾発症を予防できる可能性がある．

現時点では，これらの靴指導が除痛と変形の進行予防に効果があるとするエビデンスの高い報告はみられないが，外反母趾変形の程度にかかわらず，一般的に行われている．

2. 運動療法

外反母趾における変形の進行予防や疼痛改善のために，筋力強化訓練やストレッチングなどの運動療法が行われている．筋力強化訓練には母趾外転筋を中心とした足部内在筋の自動運動がある．他動運動として母趾MTP関節外側部の拘縮予防と拘縮除去を目的としたストレッチングがある（図1）．

a. 母趾外転筋自動運動

軽度から中等度の外反母趾に対して行われ，HV角の改善に有用とされている[8]．

b. 母趾MTP関節外側部の拘縮予防・除去

ゴム紐を両母趾にかけて母趾を内方に引き寄せるHohmann体操がよく知られている．また，母趾MTP関節の用手矯正（母趾MTP関節の他動的な牽引，可動域訓練）を2週間で最大4回行った他動運動群は治療前と比較してHV角が有意に改善したという報告もある[9]．

3. 装具療法

装具療法には，矯正用装具と足底挿板が主に用いられている（図2）．

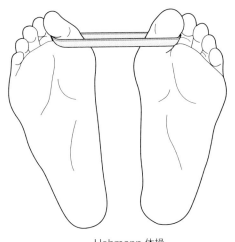

Hohmann体操

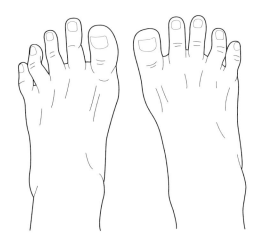

母趾外転筋運動

図1　運動療法

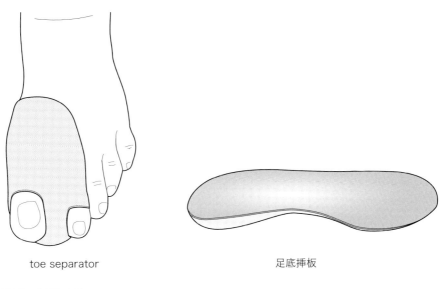

toe separator 　　　　　　　　　　　　　　　　足底挿板

図 2　装具療法

a. 矯正用装具

toe separator は軽度から中等度の外反母趾に対して除痛効果が期待でき [10, 11]，カスタムメイドの toe separator では運動療法と併用することで変形矯正効果も期待できるとする報告 [11] がある．

b. 足底挿板

軽度から中等度の外反母趾に対して除痛効果が期待できるとの報告 [10, 12] がある．しかし，軽度から中等度の外反母趾を対象とし，手術群（chevron 法），装具群（足底挿板），経過観察群の 3 群に分けて成績を比較検討した報告 [10] では，装具群は治療開始後 6 か月では手術群と同等の除痛効果が得られていたが，1 年後では除痛効果は低下し，経過観察群と同等の疼痛レベルとなっており，除痛効果の維持については限界があると考えられている．

4. 薬物療法

一般的には疼痛対策としてアセトアミノフェンや非ステロイド性抗炎症薬（NSAIDs）などの内服薬が用いられる．外反母趾変形の重症度にかかわらず，母趾 MTP 関節炎や滑液包炎などによる安静時痛や夜間痛に対しては消炎鎮痛薬が有効である．一方，運動時痛や荷重時に生じる物理的刺激による疼痛に対しては効果が比較的小さいと考えられる．薬物療法ではその副作用（NSAIDs 潰瘍，胃腸障害，腎機能障害，接触性皮膚炎など）について注意し，漫然と処方を続けないことが重要である．

消炎鎮痛効果のある外用薬（貼付剤と塗布剤）は靴指導，運動療法，装具療法など他の保存療法と併用して用いられることが多い．しかし，その効果については明らかではない．

文献

1）鈴木良平ほか：外反母趾の疼痛と靴 . 靴医学 1995; **8**: 96.
2）Menz HB, et al: Epidemiology of shoe wearing patterns vver time in older women: associations with foot pain and hallux valgus. J Gerontol A Biol Sci Med Sci 2016; **71**: 1682.
3）Corrigan JP, et al: Effect of heel height on forefoot loading. Foot Ankle 1993; **14**: 148.（追加文献）

4）Rabbi Mohammad Ehsanur ほか：歩行時の前足部横アーチに及ぼす靴ヒール高の影響．靴医学 1993; **6**: 145.

5）中本佑輔ほか：【外来で役立つ靴の知識】外反母趾に対処する靴．Orthopaedics 2018; **31**: 36.

6）内田俊彦：【外反母趾の低侵襲治療】外反母趾の保存療法　靴と足底挿板による保存療法．整外最小侵襲術誌 2015; **77**: 31.

7）Klein C, et al: Increased hallux angle in children and its association with insufficient length of footwear: a community based cross-sectional study. BMC Musculoskelet Disord 2009; **10**: 159.

8）佐本憲宏ほか：外反母趾に対する母趾内反運動訓練の効果　表面筋電図を用いた検討．日足の外科会誌 2000; **21**: 12.

9）du Plessis M, et al: Manual and manipulative therapy compared to night splint for symptomatic hallux abducto valgus: an exploratory randomised clinical trial. Foot (Edinb) 2011; **21**: 71.

10）Torkki M, et al: Surgery vs orthosis vs watchful waiting for hallux valgus: a randomized controlled trial. JAMA 2001; **285**: 2474.

11）Chadchavalpanichaya N, et al: Effectiveness of the custom-mold room temperature vulcanizing silicone toe separator on hallux valgus: a prospective, randomized single-blinded controlled trial. Prosthet Orthot Int 2018; **42**: 163.

12）Nakagawa R, et al: Efficacy of foot orthoses as nonoperative treatment for hallux valgus: A 2-year follow-up study. J Orthop Sci 2019; **24**: 526.

13）Khan MT: The podiatric treatment of hallux abducto valgus and its associated condition, bunion, with Tagetes patula. J Pharm Pharmacol 1996; **48**: 768.

14）Wu KP, et al: Botulinum toxin type A injections for patients with painful hallux valgus: a double-blind, randomized controlled study. Clin Neurol Neurosurg 2015; **129** Suppl 1: 58.

Clinical Question 1

外反母趾に対する保存療法として運動療法は有用か

推奨			
推奨文	推奨度	合意率	エビデンスの強さ
●軽度から中等度の外反母趾に対して運動療法を行うことを弱く推奨する.	2	100%	C

○解説○

1. 過去のガイドラインにおける記述と今回の改訂概要

　本ガイドライン初版と第2版における保存療法の章では，CQ として①靴指導は効果があるか，②運動療法は効果があるか，③装具療法は効果があるか，④薬物療法は効果があるか，の4つを設定した．2008年発行の初版では，1982～2002年における外反母趾に関係する論文が検索対象となり，196編（英語論文79編，日本語論文117編）がリストアップされ，2014年発行の第2版では，2003～2012年における論文を検索し28編（英語論文13編，日本語論文15編）をリストアップした.

　今回の改訂でも当初は第2版と同様に CQ を設定し，文献検索は2013～2018年末までの期間について行い，保存療法については二次選択後に BQ 用として80編が，CQ 用として79編が採用された．これらを査読し，さらにハンドサーチや初版，第2版の文献を追加した.

　第2版の CQ のうち，靴指導および薬物療法に関する新たな質の高いエビデンスの論文は今回の検索では得られず，また，これら2つは臨床的重要課題として設定する意義が大きくないと判断された．そのため，今回は CQ として①運動療法，②装具療法の2つを設定し，それらに関する前向き介入研究論文を CQ 作成に採用した．また，靴指導と薬物療法については BQ として解説した.

　保存療法の有用性の評価のために，益：疼痛低下，臨床評価スコア改善，変形矯正，進行予防，害：合併症，コストの6つのアウトカムを重要事項として設定した．しかし，合併症，コストに関する記載がある論文はなかったため，評価項目としては採用しなかった.

2. 背景

　外反母趾に対する運動療法として，母趾を開く機能を有する母趾外転筋の筋力強化訓練と母趾MTP 関節外側部の拘縮の予防と除去を目的とした母趾他動運動が一般的には広く行われている．しかし，これらによって外反母趾の変形矯正や進行防止が可能か，あるいは疼痛は軽減されるかなど，その効果については明らかでない．今回，外反母趾の運動療法について文献的に調査し，その変形矯正効果および除痛効果に関して検討した.

a. 運動療法の変形矯正効果

　第2版では運動療法の変形矯正効果について検討した論文が1編[1]存在した．この報告では，軽度から中等度の外反母趾に対して1日200回の母趾外転運動（母趾 MTP 関節を伸展させながら外転させる，できないようであれば徒手で母趾の末節部を保持して始めさせる）を行わせた．平均6か月後に平均 HV 角は27.2°から25.2°へ，平均 M1-M2 角は15.2°から14.8°へと改善傾向にあり，特に初診時 HV 角が30°以上の症例では HV 角が1.0°しか改善しなかったのに対し，30°未満では

HV 角が 2.6°改善したと述べられている．しかし，これらの値に統計学的に有意な差がなかったため，運動療法の矯正効果は明らかではない．

今回検討した論文では RCT が 2 編 [2,3] 存在した．1 編は外反母趾に対する装具療法併用下での母趾外転筋の筋力強化訓練で，HV 角が平均 32.7°から 3 か月後 23.8°まで有意に改善し，中等度の外反母趾に対して運動療法が変形矯正に有用である可能性を示している [2]．しかし，運動療法に加えて装具療法，徒手操作を併用していることなどから運動療法のみによる矯正効果と評価するには限界がある．もう 1 編は外反母趾に対して運動療法と装具療法を併用して行った報告 [3] である．8 週間の母趾外転筋の筋力強化訓練と装具療法の結果，HV 角が平均 18.3°から 14.9°まで有意に改善していた．しかし，対象症例が 19～29 歳の若年層で軽度の外反母趾であること，観察期間が 8 週間と短いことから，運動療法の単独の効果については，前述の論文 [2] 同様に評価が困難であった．

以上から，軽度から中等度の外反母趾に対する運動療法単独による変形の矯正効果については明らかではないが，装具療法を併用することにより短期間ではあるが有意な矯正効果を期待できる可能性がある．しかし，質の高いエビデンスのある論文が十分であるとはいいがたい．（エビデンス C）

b. 運動療法と除痛効果

第 2 版では運動療法と除痛効果について前向きに検討した論文が 1 編 [4] 存在した．この報告では外反母趾 30 例を，MTP 関節の用手矯正を 2 週間で最大 4 回行った他動運動群 15 例と 1 週間夜間装具を装着した群 15 例に分け，疼痛と foot function index（FFI）について比較検討している．2 群間に有意な差は認めなかったが，他動運動群では治療終了後 1 か月での疼痛と FFI が治療前と比較して有意に改善していたのに対し，夜間装具群では装具を除去したあとは治療効果が維持できていなかった．しかし，経過観察期間が 1 か月と短かった．

今回の検索では運動療法による除痛効果について検討した論文は 1 編 [2] のみであった．シリコン製の toe separator を用いた装具療法を併用し，母趾外転筋の筋力強化訓練を週 3 セッション，12 週間行った結果，VAS が平均 5.6 から 3 か月後 2.2 まで有意に低下していた．

以上から，軽度から中等度の外反母趾に対する運動療法単独による疼痛改善効果については明らかではないが，装具療法を併用することにより短期間ではあるが有意な矯正効果を期待できる可能性がある．しかし，質の高いエビデンスのある論文が十分であるとはいいがたい．（エビデンス C）

上記 a，b から，軽度から中等度の外反母趾に対する運動療法は，装具療法と併用することで短期的ではあるが，変形矯正効果や除痛効果が期待できると考えられた．しかし，長期的な効果については不明である．

運動療法に伴う合併症の記載はなかった．コストに関しても記載がなかったが，本邦において運動療法は保険適用されており，特別な道具や施設を必要とするものではないため，コストに関しても問題はないと考えられた．

以上を考慮した結果，軽度から中等度の外反母趾に対して運動療法を行うことを弱く推奨する（エビデンスの強さ：C）との結論にいたった．

文献

1) 佐本憲宏ほか：外反母趾に対する母趾内反運動訓練の効果　表面筋電図を用いた検討．日足の外科会誌 2000; **21**: 12.
2) Abdalbary SA: Foot mobilization and exercise program in combination with toe separator improves outcomes in women with moderate hallux valgus at the one-year follow-up: a randomized clinical trial. J Am Podiatr Med Assoc 2018; **108**: 478.

3) Kim MH, et al: Effect of toe-spread-out exercise on hallux valgus angle and cross-sectional area of abductor hallucis muscle in subjects with hallux valgus. J Phys Ther Sci 2015; **27**: 1019.
4) du Plessis M, et al: Manual and manipulative therapy compared to night splint for symptomatic hallux abducto valgus: an exploratory randomised clinical trial. Foot (Edinb) 2011; **21**: 71.

Clinical Question 2

外反母趾に対する保存療法として装具療法は有用か

推奨			
推奨文	推奨度	合意率	エビデンスの強さ
●軽度から中等度の外反母趾に対して装具療法を行うことを弱く推奨する.	2	100%	C

○解説○

1. 背景

外反母趾に対する装具療法として，歩行時や夜間に使用する矯正装具，足底挿板が主に用いられている．しかし，その効果について十分明らかにされてはいない．ここでは装具療法と除痛効果，変形矯正効果について検討した．

a. 装具療法の除痛効果

本ガイドライン第2版ではRCTが1編[1]，それ以外は症例対照研究や症例集積研究がほとんどであった．このRCTの論文では，軽度から中等度の外反母趾を対象とし，手術療法（chevron法，手術群），保存療法（足底挿板，装具群），経過観察（対照群）の3群に分けてそれぞれの成績を評価し，比較検討している．治療前の平均VASは手術群47，装具群50，経過観察群45であり，治療開始後6か月では手術群26，装具群36，経過観察群45となり，装具群は手術群と同等の除痛効果が得られていた．しかし治療開始後1年では，手術群23，装具群40，経過観察群40となり，装具群の除痛効果は低下し，経過観察群と同等の疼痛レベルとなっていた．以上から，装具療法の除痛効果は短期的であり，長期的には手術療法に劣り，経過観察と同等の疼痛になるといえる．

今回の検索ではRCTが1編[2]と前向き介入研究1編[3]が該当した．その他に，運動療法と装具療法を併用したRCTが1編[4]存在した．

軽度から中等度外反母趾に対して，custom-mold siliconeのtoe separatorを夜間に最低6時間以上装着して治療した装具療法群と対照群（無治療）の成績を比較検討したRCTの1編[2]では，12か月後の疼痛については，対照群に比して装具療法群のほうが有意に減少していた．しかし，装具療法と併用した保存療法（通常のフットケア，靴指導，薬物療法）もそのまま継続しており，夜間装具のみによる除痛効果が得られたのかどうかは明らかではない．

軽度から重度までの外反母趾に対してカスタムメイドの足底挿板を用いて保存療法を行い，その成績を前向きに調査した研究[3]では，治療後は時間経過とともに疼痛が有意に減少し，治療後12か月で疼痛スコアは最低となっていた．そしてこの除痛効果は治療後24か月間にわたって維持されていた．この論文では足底挿板単独の治療であった．

また中等度外反母趾に対してシリコン製のtoe separatorを1日8時間以上装着し，さらに母趾外転筋の筋力強化訓練を週3セッション，12週間行ってその成績を調査したRCTの1編[4]では，装具療法と運動療法を併用した群でVASが治療前の平均56から3か月後に22まで有意に低下し，1年後も24とその効果は持続していた．一方，対照群（自然経過）では疼痛は改善しておらず，両群間でも有意な差を認めた．しかし，この論文では装具療法単独ではなく運動療法も併用しての

結果であり，装具療法のみの除痛効果と判断するのは困難であった．

以上から，軽度から中等度の外反母趾に対する装具療法の除痛効果は，他の保存療法（靴の指導，運動療法，フットケア）と併用することで得られるが，装具療法単独による除痛効果については質の高いエビデンスのある論文が十分にあるとはいえない．（エビデンス C）

b. 装具療法の変形矯正効果

第2版では RCT [5] とシステマティックレビュー [6] が1編ずつ存在した．この RCT の1編は，学童期の外反母趾に対する足底挿板の矯正効果について調査していた．9〜10歳の外反母趾に対して足部の回内矯正を図る足底挿板により治療した症例（治療群）と治療していない症例（無治療群）を比較し，3〜4年後の HV 角は両群でともに増加し，有意な差がなかったと報告している．この結果は，学童期の外反母趾に対する足底挿板による装具療法は，変形矯正効果のみならず，変形の進行防止も期待できないことを示唆している．さらに 2000 年のシステマティックレビュー [6] でもこの論文が引用され，装具療法による変形矯正効果は期待しにくいと考察されていた．

今回の検索では RCT の1編 [2] と前向き介入研究1編 [3] が該当した．

軽度から中等度外反母趾に対し，custom-mold silicone toe separator を夜間に最低6時間以上装着していた装具療法群と，未治療の対照群を比較した RCT [2] において，12か月後の HV 角が装具群で平均 3.3° 減少，対照群で 1.9° 増加となり，両群間で統計学的に有意な差が認められた．また，軽度から重度までの外反母趾に対して足底挿板を用いた前向き介入研究 [3] では，2年後の HV 角の変化は認めなかった．この研究では重症度の内訳として，軽度（HV 角 20〜29°）7例（13%），中等度（30〜39°）13例（25%），重度（40°以上）33例（62%）と中等度から重度の症例が多かった．

第2版と今回の論文をまとめると，軽度から中等度の外反母趾に対して toe separator は若干の変形矯正効果があるが，使用を中止したあとの効果の持続期間は不明である．足底挿板による変形矯正については，学童期外反母趾ではその効果は期待しにくいと考えられるが，成人期外反母趾に対する矯正効果については，現段階では質の高いエビデンスのある論文が十分であるとはいいがたい．（エビデンス C）

装具療法と運動療法を併用し外反母趾の矯正効果を調査した論文は，第2版では前向き介入研究が1編 [7]，今回は RCT が1編 [4] 存在した．第2版の論文は生後1か月〜16歳の外反母趾 48 足を対象に夜間矯正用装具とアーチサポートと運動療法（関節包と母趾内転筋，短母趾屈筋のストレッチングおよび母趾外転筋訓練をそれぞれ 20 セット，1日1回）を併用した前向き研究であった．平均3年4か月後の X 線計測が可能であった 24 例 48 足（治療前平均 HV 角 22°，M1-M2 角 11°）中，28 足（58%）は HV 角が平均 6° 改善し，13 足（27%）は不変，7足（15%）は平均 5° 増加していた．また，M1-M2 角は 12 足（32%）で平均 3° 改善し，17 足（46%）は不変，8足（22%）で平均 3° 増加していたが，統計学的に有意な差はなかった．

中等度の外反母趾に対して toe separator を1日8時間以上装着した装具療法と母趾外転筋訓練を週3セッション，12 週間行った RCT [4] では，治療群は経過観察のみの対照群と比較して，HV 角は平均 32.7° から3か月後に 23.8°，1年後は 25.8° でいずれも有意に改善したとしている．

以上から，軽度から中等度の外反母趾に対して，装具療法（夜間矯正装具や toe separator）に運動療法を併用することで変形矯正効果がある可能性はあるが，効果の持続期間は不明である．現段階では質の高いエビデンスのある論文が十分であるとはいいがたい．（エビデンス C）

以上を考慮した結果，軽度から中等度の外反母趾に対して装具療法を行うことを弱く推奨する（エビデンスの強さ：C）との結論にいたった．

文献

1）Torkki M, et al: Surgery vs orthosis vs watchful waiting for hallux valgus: a randomized controlled trial. JAMA 2001; **285**: 2474.

2）Chadchavalpanichaya N, et al: Effectiveness of the custom-mold room temperature vulcanizing silicone toe separator on hallux valgus: a prospective, randomized single-blinded controlled trial. Prosthet Orthot Int 2018; **42**: 163.

3）Nakagawa R, et al: Efficacy of foot orthoses as nonoperative treatment for hallux valgus: A 2-year follow-up study. J Orthop Sci 2019; **24**: 526.

4）Abdalbary SA: Foot Mobilization and exercise program in combination with toe separator improves outcomes in women with moderate hallux valgus at the one-year follow-up: a randomized clinical trial. J Am Podiatr Med Assoc 2018; **108**: 478.

5）Kilmartin TE, et al: A controlled prospective trial of a foot orthosis for juvenile hallux valgus. J Bone Joint Surg Br 1994; **76**: 210.

6）Ferrari J, et al: Interventions for treating hallux valgus (abductovalgus) and bunions. Cochrane Database Syst Rev 2000: CD000964.

7）Groiso JA: Juvenile hallux valgus. A conservative approach to treatment. J Bone Joint Surg Am 1992; **74**: 1367.

第5章　手術療法

Background Question 9

外反母趾の手術療法

○解説○

　外反母趾患者の多くがまず保存的に治療されるが，保存療法で十分な効果が得られない場合に手術療法が適用される．手術術式は 200 種類以上あるといわれているが，第 1 中足骨の骨切り術が最も多く行われている．本ガイドラインでは骨切り部位によって，遠位骨切り術，近位骨切り術，骨幹部骨切り術に分けた．遠位骨切り術は骨切りを第 1 中足骨頸部で行うもの，近位骨切り術は第 1 TMT 関節から 1～2 cm 付近で骨切りするもの，骨幹部骨切り術はこれら両者以外の骨幹部で骨切りを行うものとした．一般的に軽度から中等度の症例には遠位骨切り術，中等度から重度の症例には近位骨切り術や骨幹部骨切り術が行われる．しかし，遠位軟部組織手術などを併用することで，その適用範囲を広げている報告もある．

　第 1 中足骨骨切り術以外の術式としては，Lapidus 法として知られる第 1 TMT 関節固定術，MTP 関節固定術，Akin 法に代表される母趾基節骨骨切り術，McBride 法として知られる遠位軟部組織手術などがある．それぞれの術式については後述するが，母趾基節骨骨切り術は併用手術として，または趾節間外反母趾に対して行われることが多い．遠位軟部組織手術については本ガイドライン第 2 版ではひとつの章を割いて記述したが，今回の文献検索では単独術式としてのエビデンスはほとんどなかった．本法を単独で行うことは変形の矯正力不足や再発の問題がありその適応は限定されるので，今版では他の術式の併用手術との位置づけで記述した．

　その他，手術療法では，外反母趾に併存する病態に対しての手術も行われる．ハンマー趾に対する腱移行術や骨切り術，内反小趾に対する骨切り術，変形性 Lisfranc 関節症に対する Lisfranc 関節固定術などがあげられる．

　外反母趾は疼痛を生じる原因や病態が多彩であるため，手術療法においてはそれらの病態を的確に把握し患者の主訴を確実に解消することが重要である．

5-1.　遠位骨切り術

過去のガイドラインにおける記述と今回の改訂概要

　本ガイドライン初版と第 2 版における遠位骨切り術の章では，CQ として①どのような症例に行われるか，②手術成績はどうか，③合併症にはどのようなものがあるか，④後療法はどのようなものか，の 4 つを設定した．2008 年発行の初版では，1982 〜 2002 年における外反母趾に関係する論文が検索対象となった．2014 年発行の第 2 版では，2003 〜 2012 年における論文を検索し，58 編（英語 49 編，日本語 9 編）を抽出した．抽出された新たな論文の傾向から，重度例への適応と最小侵襲手術の成績についての記述を追加した．

　今回の改訂では，重要臨床課題を，多くの術式がある遠位骨切り術について術式間で治療効果に差があるかどうか，とした．それにより，CQ を「遠位骨切り術を行う場合，どのような術式が推奨されるか」に設定した．文献検索は 2013 〜 2018 年末までの期間について行い，遠位骨切り術については二次選択後に BQ 用として 77 編が，CQ 用として 65 編が採用された．これらを査読しさらにハンドサーチや第 2 版の文献を追加したのちに，CQ の小項目として 3-1 〜 3-3 の 3 つを設定した．これらに関する前向き介入研究があり，CQ 作成にはそれらの論文を採用した．

　手術療法の有用性の評価のために，以下の 5 つのアウトカムを重要事項として設定した．益：疼痛低下，主観的評価改善，臨床評価スコア改善，変形矯正．害：合併症．当初は変形再発と治療コストも設定したが，再発の定義があいまいであったことや，コストを記載している論文がほとんどなかったため評価項目としては採用しなかった．記録した合併症は骨癒合不全，深部感染，骨折，内反母趾（症状のあるもの），第 2 または第 3 中足痛，骨頭壊死，深部静脈血栓症，内固定材料による刺激症状，神経障害，複合性局所疼痛症候群，肥厚性瘢痕，その他とした．

Background Question 10

遠位骨切り術の適応・術式・合併症

○解説○

1. 骨切り法

　遠位骨切り術は外反母趾に対する標準的な術式のひとつである．すでに 1884 年には症例報告[1]
があり，19 歳の男性に対して骨頭頚部内側で閉じ合せ楔状骨切り術が行われている．その後，多
数の術式が報告され，第 1 中足骨頚部で骨切り術を行う方法を総称して遠位骨切り術と呼ばれてい
る．その目的は，第 1 中足骨内反を矯正し，かつ骨頭の位置を種子骨上に戻すようにして外反母趾
変形の矯正を図ることである．

　骨切り部位は，骨頭直下から骨幹部に近い部位まで様々である．代表的な術式としては，V 字型
に骨切りする chevron 法[2]，鉤形に骨切りする Mitchell 法[3]，斜めに骨切りする Wilson 法[4]，骨
頭を基節骨と一緒に外反させるように骨切りする Hohmann 法[5] などがある（図 1）．

　同時に行う手術手技としては，骨頭の内側骨性隆起切除，ならびに内側軟部組織縫縮がほとんど

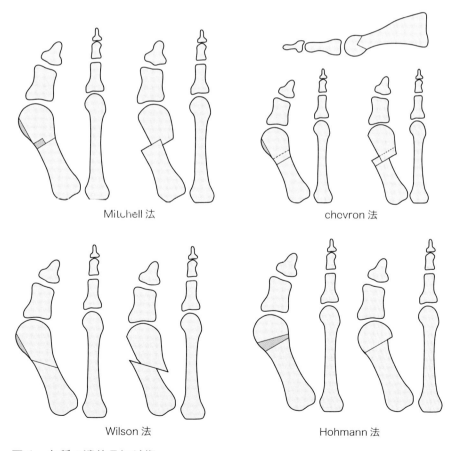

Mitchell 法　　　　　　　　　　chevron 法

Wilson 法　　　　　　　　　　Hohmann 法

図 1　各種の遠位骨切り術

の術式で行われている．また，外側軟部組織解離術については，変形の程度に応じて追加した報告や，全例に対して併用した報告があった．

a．手術適応

遠位骨切り術の適応は，一般的に軽度から中等度の外反母趾とされている．第 1 中足骨の近位や骨幹部での骨切り法に比べて矯正力が小さいと考えられている．しかし，外側軟部組織解離術や基節骨骨切り術である Akin 法を併用することで，重度例にも用いている報告がある．

b．合併症

下記のものが報告されている．カッコ内の数値はシステマティックレビューのデータである[6]．
- ○母趾 MTP 関節周囲の合併症：変形再発（4.1%），趾神経障害（3.3%），内反母趾（0.7%），骨頭壊死，強剛母趾，種子骨炎，長母趾屈筋腱炎，内固定材料による刺激症状，変形性関節症，骨頭脱臼骨折
- ○骨切り部位での合併症：偽関節（0.01%），変形治癒
- ○母趾以外の足趾の合併症：中足痛（10.8%），第 2・3 中足骨の疲労骨折
- ○その他手術一般の合併症：感染（2.5%），深部静脈血栓症，複合性局所疼痛症候群，肥厚性瘢痕

2．経皮的手術（最小侵襲手術）

第 1 中足骨遠位部の皮膚小切開から遠位骨切りを行う術式である．手術時間が短く，社会生活への復帰も早いという利点があり，近年報告例が増えている．外反母趾最小侵襲手術のシステマティックレビューでは，遠位骨切り術によるものを 4 つに分類している[7]．
- ① Bösch 法：小皮膚切開から第 1 中足骨を骨頭下で骨切りし，経皮的に Kirschner 鋼線を遠位から髄腔内に挿入し仮固定する方法である[8]．
- ② Reverdin-Isham 法：第 1 中足骨の閉じ合せ楔状骨切りと外側解離術，Akin 法を組み合わせた方法であり，内固定はしない[9]．
- ③経皮的 chevron 法に Akin 法を併用した方法である[10]．
- ④直線状の骨切り後に Endolog という髄内挿入型内固定材料で固定する方法である[11]．

適応は一般的に軽度から中等度の外反母趾である．HV 角 30°以上の例で再発率が高く，このような症例には本術式を勧めないとする報告[12] がある一方，外側軟部組織解離術を併用して重度例にも適応した報告[13] がある．術後成績は良好であったが，HV 角が 40°以上の例ではそれ未満の例と比べて外反母趾再発率は高かった[13]．今版では，外反母趾に対する経皮的手術が開創直視下手術を伴う方法と比較して有用かどうかを検討するために CQ を設定し，両者を比較した論文を抽出して解析した．

3．内固定法

遠位骨切り術では，通常は骨切り部に内固定を行う．金属螺子，Kirschner 鋼線，ヘッドレス螺子，吸収性素材，プレート，中足骨の髄内へ挿入するタイプなど多様な内固定材料が使用されている．chevron 原法[2] は内固定のない術式であり，Mitchell 原法[3] は縫合糸による固定である．これらの術式においても，変法として内固定材料を用いた方法が報告されている．最近は遠位骨切り術には何らかの内固定が行われることがほとんどである．

Clinical Question 3

遠位骨切り術を行う場合，どのような術式が推奨されるか

Clinical Question 3-1

chevron法と比較して，他の遠位骨切り術は推奨されるか

推奨			
推奨文	推奨度	合意率	エビデンスの強さ
●軽度から中等度の外反母趾に対して，chevron法と同様に，Lindgren法，Mitchell法，Wilson法を行うことを強く推奨する．	1	100%	B

○解説○

　遠位骨切り術の術後成績の報告は多い．いずれの術式においてもおおむね安定した成績が示されている．今回，遠位骨切り術式間での比較を試みたが，RCTで検討されているものはいずれもchevron法との比較であった．chevron法は広く行われている術式のひとつで，軽度から中等度の外反母趾に対する術後成績は良好である．そのため，本CQを設定した．

　本CQに対する推奨作成のための論文は，4つのRCTが該当した．対象の外反母趾重症度はほとんどが軽度から中等度であった．外側軟部組織解離術などの併用手術はなかった．「疼痛低下」と「主観的評価」についてはRCT 1編[14]で，Lindgren法との比較であった．いずれのアウトカムにおいてもchevron法とLindgren法の間で有意な差を認めなかった．「臨床評価スコア」については3つのRCT[14〜16]が該当した（図2）．メタ解析の結果，いずれの術式でも術後に臨床評価スコアは改善したが，chevron法と他の遠位骨切り術（Lindgren法[14,15]，Mitchell法[16]）との間に有意な差を認めなかった．「変形矯正」については4つのRCT[14〜17]が該当した（図3，図4）．Lindgren法の1編[14]とWilson法の1編[17]で，HV角がchevron法に比べて有意に小さくなっていたが，他の2編（Lindgren法，Mitchell法）では同等であった．

　上記のように手術から得られる益は大きい一方で，害として考えられる合併症はいずれの術式でも多くなかった（図5）．また，手術に伴う負荷や侵襲は術式間で大きな違いはないと考えられた．

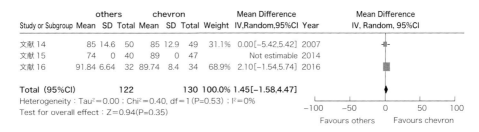

図2　chevron法と他の遠位骨切り術とのメタ解析：臨床評価スコア

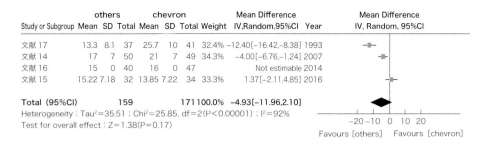

図3　chevron 法と他の遠位骨切り術とのメタ解析：変形矯正（HV 角）

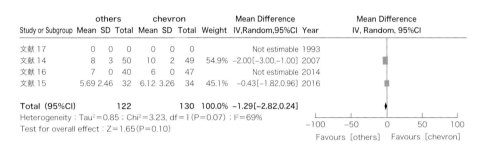

図4　chevron 法と他の遠位骨切り術とのメタ解析：変形矯正（M1-M2 角）

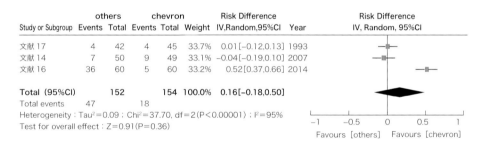

図5　chevron 法と他の遠位骨切り術とのメタ解析：合併症

　外反母趾治療における患者の価値観や希望については，術後の満足度を評価した論文からはおおむね高い満足度が得られていた．患者は手術によって外反母趾の主訴である疼痛の低下と，変形の改善を期待していると思われる．しかし，このような患者の価値観や好みの多様性を調査した研究は少なく，外反母趾治療の有用性を評価するためには今後この点に関するデータの集積が望まれる．

　コストに関して記載された論文はほとんどなかった．しかし，本邦ではいずれの術式も保険適用されており，特別な道具や施設を必要とするものではない．そのため，コストや手術実施に関して術式間で大きな差はないと考えられた．

　以上を検討した結果，エビデンスの確実性が高いと考えられた上記の術式について，行うことを強く推奨する（エビデンスの強さ：B）との結論にいたった．chevron 法と他の遠位骨切り術では同等の疼痛と臨床成績の改善が期待できるが，変形矯正に関しては同等か，Lindgren 法と Wilson 法は chevron 法よりも矯正効果がやや大きい可能性がある．

Clinical Question 3-2

chevron法と比較して，経皮的手術（最小侵襲手術）は推奨されるか

推奨			
推奨文	推奨度	合意率	エビデンスの強さ
●軽度から中等度の外反母趾に対して，経皮的手術を行うことを弱く推奨する．	2	100%	B

○解説○

　遠位骨切り術の経皮的手術と開創直視下手術による術式を比較した論文を検索すると，chevron法と比較したRCTが2編[18, 19]あった．「疼痛低下」，「主観的評価」，「変形矯正」については2編とも記載があり，「臨床評価スコア」については1編[18]であった．用いられた術式については，Radwanら[18]はBösch法（31足）であり，対照としたchevron法（33足）では1.6mm径のKirschner鋼線で骨切り部を固定していた．Kaufmannら[19]は経皮的chevron法と開創直視下手術によるchevron法の比較を行い，骨切り部固定法は前者が1.2mm径のKirschner鋼線（25足），後者は3.0か2.0mm径の中空螺子（22足）であった．対象はいずれも軽度から中等度の外反母趾であった．手術によっていずれのアウトカムも有意に改善しており，「臨床評価スコア」は両術式間で有意な差はなかった[18]．メタ解析の結果でも，「疼痛低下」と「変形矯正」に両術式間で有意な差はなかった（図6〜8）．「主観的評価」（満足度）については，Radwanらの報告[18]で整容面の満足度は有意に経皮的手術で高く，Kaufmannらの報告[19]でも術後12週で満足度は経皮的手術で高かった．しかし，この有意な差は9か月時点で消失していた．最終観察時の「主観的評価」（満足度）のメタ解析では，経皮的手術で良好な傾向にあった（図9）［risk difference 0.13, 95% CI −0.10, 0.36］．

　手術に伴う合併症については，その発生率は低く重大なものは報告されておらず，両群でその発生率に差はなかった．以上より，益が害よりも勝っていると判断された．

　経皮的手術では，術後の患者満足度が高く，必ずしも入院を必要としないという点でコストは低くなることが考えられるが，皮膚切開が小さい分経験や技術が必要となり，まだ一般的にどこでも行える術式になっているとはいえない．今後，本術式についてはエビデンスレベルの高い比較研究が多様な施設から報告されることが望まれる．

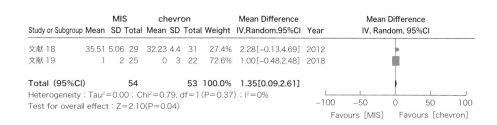

図6　chevron法と経皮的手術とのメタ解析：疼痛低下

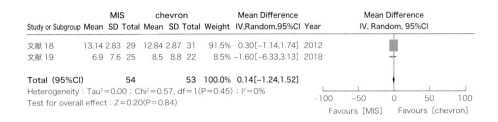

図 7　chevron 法と経皮的手術とのメタ解析：変形矯正（HV 角）

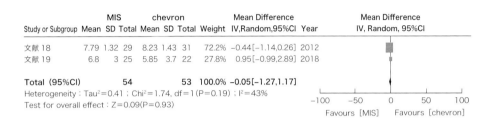

図 8　chevron 法と経皮的手術とのメタ解析：変形矯正（M1-M2 角）

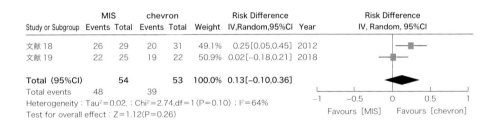

図 9　chevron 法と経皮的手術とのメタ解析：主観的評価（満足度）

遠位骨切り術では，どのような内固定法が推奨されるか

推奨			
推奨文	推奨度	合意率	エビデンスの強さ
● chevron法の内固定法として，吸収ピンや金属螺子を用いることを強く推奨する．	1	88.9%	C

○解説○

固定法の違いによる前向き研究を採用し推奨を作成した．

ン：遠位骨切り術で固定法の違いを前向きに比較検討した論文において，比〜じで，かつ2編以上あったのは，chevron法における金属螺子固定と吸収ピ〜った[20, 21]．RCT[20]とCCT[21]が1編ずつで，「疼痛低下」，「主観的評価（満〜コア」，「変形矯正」のいずれの評価項目においても術後有意に改善し，固定〜なかった（図10，図11）．また，重大な合併症はなく，合併症発生率もと

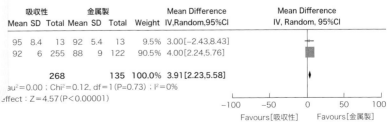

吸収性		金属製			Risk Difference		Risk Difference
Events	Total	Events	Total	Weight	IV,Random,95%CI	Year	IV,Random,95%CI
224	224	100	100	98.8%	0.00[−0.02,0.02]	2013	
13	13	13	13	1.2%	0.00[−0.14,0.14]	2018	
	237		113	100.0%	0.00[−0.01,0.01]		

237   113
au²=0.00；Chi²=0.00, df=1(P=1.00)；I²=0%
fect：Z=0.00(P=1.00)

ron法における金属螺子と吸収ピンとのメタ解析：主観的評価（満足度）

吸収性			金属製				Mean Difference	Mean Difference
Mean	SD	Total	Mean	SD	Total	Weight	IV,Random,95%CI	IV, Random, 95%CI
95	8.4	13	92	5.4	13	9.5%	3.00[−2.43,8.43]	
92	6	255	88	9	122	90.5%	4.00[2.24,5.76]	
		268			135	100.0%	3.91[2.23,5.58]	

au²=0.00；Chi²=0.12, df=1(P=0.73)；I²=0%
effect：Z=4.57(P<0.00001)

図11　chevron法における金属螺子と吸収ピンとのメタ解析：臨床評価スコア

2. Mitchell 法

吸収ピン vs. Kirschner 鋼線と縫合糸：前向き比較研究が 1 編[22] あり，術後平均 11 か月で「疼痛」，「主観的評価（見た目の満足度）」，「変形矯正」，「合併症」に有意な差はなかった．

合併症については，吸収性素材特有のものとして炎症や肉芽形成，螺子では螺子頭部の疼痛があげられていたが[21]，いずれも発生率は低く手術で得られる益が害を上回ると考えられた．患者が負担するコストにも大きな差はないと考えられた．患者が内固定材料にどのような価値観や期待を持つかの情報はなかった．

遠位骨切り術の適応は軽度から中等度の外反母趾が一般的である．しかし，重度例に適用した報告もある．今回のガイドラインでは，対象を軽度から中等度の外反母趾としたが，今後は重度例での検討も期待される．

外反母趾治療における患者の価値観や好みについての評価指標として，術後の満足度を設定した．しかし，このような患者側の意識を調査した研究は少なく，外反母趾治療の有用性を評価するためには今後この点に関するデータの集積が望まれる．

内固定方法について今回取り上げた骨切り術は，原法では内固定なし（chevron 法）または縫合糸による固定（Mitchell 法）であった．これらの術式は単純な一面での骨切りではないので，骨切り面での安定性は一面での骨切りよりも高い可能性がある．内固定材料の評価は骨切り法との組み合わせで考える必要があるので，今後は単純な骨切り法における内固定法の違いの研究も望まれる．また，患者は内固定にどのような期待や価値観を持っているかの検討（抜去不要，合併症の抑制，強固な固定，体内への残存など）も必要である．

文献

1) Barker AE: An operation for hallux valgus. Lancet 1884; **1**: 655.
2) Austin DW, et al: A new osteotomy for hallux valgus: a horizontally directed "V" displacement osteotomy of the metatarsal head for hallux valgus and primus varus. Clin Orthop Relat Res 1981; **157**: 25.
3) Hawkins FB, et al: Correction of hallux valgus by metatarsal osteotomy. J Bone Joint Surg 1945; **27**: 387.
4) Wilson JN: Oblique displacement osteotomy for hallux valgus. J Bone Joint Surg Br 1963; **45**: 552.
5) Hohmann G: Symptomatische oder physiologishe Behandlung des Hallux valgus. Munch Med Wochenschr 1921; **68**: 1042.（追加文献）
6) Barg A, et al: Unfavorable outcomes following surgical treatment of hallux valgus deformity: a systematic literature review. J Bone Joint Surg Am 2018; **100**: 1563.
7) Malagelada F, et al: Minimally invasive surgery for hallux valgus: a systematic review of current surgical techniques. Int Orthop 2019; **43**: 625.
8) Bösch P, et al: Technik und erste ergebnisse der subkutanen distalen metatarsale-I-osteotomie. Orthopädische Praxis 1990; **26**: 51.（追加文献）
9) Isham SA: The Reverdin-Isham procedure for the correction of hallux abducto valgus. A distal metatarsal osteotomy procedure. Clin Podiatr Med Surg 1991; **8**: 81.
10) Lucas y Hernandez J, et al: Treatment of moderate hallux valgus by percutaneous, extra-articular reverse-L Chevron (PERC) osteotomy. Bone Joint J 2016; **98-B**: 365.
11) Di Giorgio L, et al: The Endolog system for moderate-to-severe hallux valgus. J Orthop Surg (Hong Kong) 2013; **21**: 47.
12) Huang PJ, et al: Radiographic evaluation of minimally invasive distal metatarsal osteotomy for hallux valgus. Foot Ankle Int 2011; **32**: 503.
13) 須田康文：【足の外科最新手術のコツと落とし穴】前足部変形矯正術　外反母趾に対する DLMO 法．整・災外 2015; **58**: 1229.
14) Saro C, et al: Outcome after distal metatarsal osteotomy for hallux valgus: a prospective randomized controlled trial of two methods. Foot Ankle Int 2007; **28**: 778.
15) Uygur E, et al: A comparison of Chevron and Lindgren-Turan osteotomy techniques in hallux valgus surgery: a prospective randomized controlled study. Acta Orthop Traumatol Turc 2016; **50**: 255.
16) Buciuto R: Prospective randomized study of chevron osteotomy versus Mitchell's osteotomy in hallux valgus.

Foot Ankle Int 2014; **35**: 1268.

17) Klosok JK, et al: Chevron or Wilson metatarsal osteotomy for hallux valgus. A prospective randomised trial. J Bone Joint Surg Br 1993; **75**: 825.

18) Radwan YA, et al: Percutaneous distal metatarsal osteotomy versus distal chevron osteotomy for correction of mild-to-moderate hallux valgus deformity. Arch Orthop Trauma Surg 2012; **132**: 1539.

19) Kaufmann G, et al: Minimally invasive versus open chevron osteotomy for hallux valgus correction: a randomized controlled trial. Int Orthop 2019; **43**: 343.

20) Plaass C, et al: Bioabsorbable magnesium versus standard titanium compression screws for fixation of distal metatarsal osteotomies - 3 year results of a randomized clinical trial. J Orthop Sci 2018; **23**: 321.

21) Morandi A, et al: Chevron osteotomy of the first metatarsal stabilized with an absorbable pin: our 5-year experience. Foot Ankle Int 2013; **34**: 380.

22) Prior TD, et al: Correction of hallux abductus valgus by Mitchell's metatarsal osteotomy: Comparing standard fixation methods with absorbable polydioxanone pins. Foot 1997; **7**: 121.

5-2. 近位骨切り術

過去のガイドラインにおける記述と今回の改訂概要

　本ガイドライン初版と第 2 版の近位骨切り術の章では，CQ として①どのような方法で行うか，②どのような症例に行われるか，③手術成績はどうか，④合併症にはどのようなものがあるか，の 4 つを設定した．

　初版では，1982～2002 年における外反母趾に関係する論文が検索対象となった．第 2 版では，2003～2012 年における論文を検索し，40 編を抽出した．抽出された新たな論文をもとに CQ ごとにエビデンスを検証し，推奨を作成した．

　今回の改訂では，重要臨床課題を，多くの術式がある近位骨切り術について術式間で治療効果に差があるかどうか，とした．それに伴い第 2 版で本章に含めていた TMT 関節固定術（Lapidus 法）は適応も異なることもあり，本章より省くこととした．そのうえで，CQ を「近位骨切り術を行う場合，どのような術式が推奨されるか」に設定した．文献検索は 2013～2018 年末までの期間について行い，近位骨切り術については二次選択後に BQ 用として 77 編が，CQ 用として 65 編が採用された．これらを査読しさらにハンドサーチや第 2 版の文献を追加したのちに，CQ として中等度から重度の外反母趾に対して，近位三日月状骨切り術，近位楔開き骨切り術，近位 chevron 骨切り術は同様に推奨されるか，とした．これらに関する前向き介入研究があり，CQ 作成にはそれらの論文を採用した．

　手術療法の有用性の評価のために，以下の 5 つのアウトカムを重要事項として設定した．益：疼痛低下，臨床評価スコアの改善，変形矯正，主観的評価改善，害：合併症．記録した合併症は変形再発，第 2 または第 3 中足痛（transfer metatarsalgia），骨癒合不全，インプラントによる刺激症状とした．

Background Question 11

近位骨切り術の適応・術式・合併症

○解説○

　近位骨切り術は，外反母趾に対してよく行われる術式のひとつである．近位骨切り術は第1中足骨の基部（TMT関節から1～2 cm）で骨切り術を行い，M1-M2角を矯正することにより外反母趾を改善する方法である．多くは母趾MTP関節外側の解離術や内側骨隆起の切除が追加され，第1中足骨内反の矯正とHV角の改善が得られる．

　近位骨切り術は1980年代より行われているが，この方法を世界的に普及させたのが1986年に発表されたMann法[1]である．MTP関節部の軟部組織解離術と中足骨近位の三日月状（近位凸）矯正骨切り術を組み合わせた方法である．

1. 適応

　すべての外反母趾に対して適応可能な術式である．近年では，軽度な症例にはより低侵襲である遠位骨切り術が行われるため，中等度から重度の外反母趾に対して主に行われることが多い．

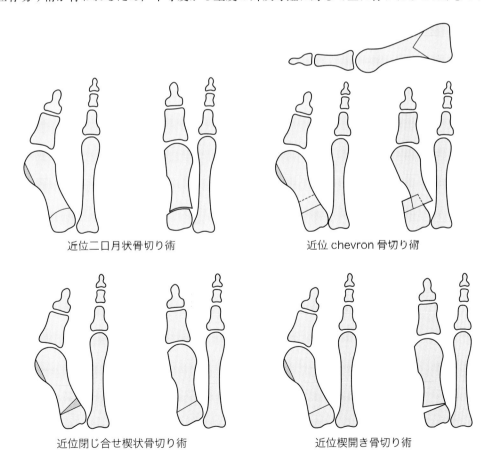

近位二日月状骨切り術　　　　　近位 chevron 骨切り術

近位閉じ合せ楔状骨切り術　　　　近位楔開き骨切り術

図1　各種の近位骨切り術

年齢については，骨端線閉鎖後なら適応年齢に制限はない．

2．術式

骨切りを第1中足骨の基部（TMT 関節から1～2cm）で行い，M1-M2 角を矯正することにより外反母趾を改善する．骨切りのデザインは多岐にわたる．Mann 法に代表される骨切りを三日月状で行う近位三日月状骨切り術[1]，骨切りを楔状に行う近位閉じ合せ楔状骨切り術[2]，近位楔開き骨切り術[3,4]などがある．その他では近位で chevron 骨切りを行う近位 chevron 骨切り術[5]がある（図1）．

骨切り部の固定方法には，Kirschner 鋼線，螺子，プレートがあるが，プレートによるものが強固な固定が得られ，合併症の発生も少ないとされる[6,7]．

3．合併症

主な合併症としては，外反母趾の再発や術後内反母趾，そして背屈変形癒合がある（再発1～25%[8,9]，内反母趾 1.5～12.9%[10,11]）．

中足骨長の短縮は必発であり，2～3mm とする報告が多い．それに関連して，第2・3中足痛がよく知られた合併症であるが，頻度は少ない．

その他手術一般の合併症として，表層感染，深部感染，深部静脈血栓症などがある．

Clinical Question 4

近位骨切り術を行う場合，どのような術式が推奨されるか

推奨			
推奨文	推奨度	合意率	エビデンスの強さ
●中等度から重度の外反母趾に対して，近位三日月状骨切り術，近位楔開き骨切り術，近位 chevron 骨切り術は，同様に行うことを強く推奨する．	1	87.5%	B

○解説○

　「疼痛低下」については RCT が 2 編[12,13] で，近位三日月状骨切り術と近位楔開き骨切り術の比較[12]，近位楔開き骨切り術と近位 chevron 骨切り術の比較[13] であった．いずれの比較においても「疼痛低下」に有意な差を認めなかった．「臨床評価」と「変形矯正」については RCT が 3 編[12～14] で，近位三日月状骨切り術と近位楔開き骨切り術の比較[12]，近位楔開き骨切り術と近位 chevron 骨切り術の比較[13]，近位三日月状骨切り術と近位 chevron 骨切り術の比較[14] であった．いずれの比較においても 2 つのアウトカムに有意な差を認めなかった．「主観的評価」については近位楔開き骨切り術と近位 chevron 骨切り術を比較した 1 編の RCT[13] が該当したが，有意な差を認めなかった．「中足痛」に関しては，近位三日月状骨切り術と近位 chevron 骨切り術の比較[14] で，近位 chevron 骨切り術のほうが第 1 中足骨の背屈が抑制され，術後の中足痛が近位三日月状骨切り術に比べ減少していた．「インプラントによる刺激症状」については RCT が 2 編[12,13] で，近位三日月状骨切り術と近位楔開き骨切り術の比較，近位楔開き骨切り術と近位 chevron 骨切り術の比較であった．いずれの比較においても有意な差を認めなかった．「変形再発」と「骨癒合不全」については近位骨切り術間の比較を行った RCT はなかった．

　一方，外反母趾変形に対する近位骨切り術の変形矯正，合併症に関するメタ解析がある[6]．このなかで近位骨切り術は大きい矯正力を示し，近位三日月状骨切り術が有意な差はないものの最も大きい HV 角の矯正を示していた．また，近位 chevron 骨切り術が，矯正角（HV 角 21.0°，M1-M2 角 8.2°）および合併症（11.2%）に関して良好な成績を示していた．

　上記のように手術から得られる益は大きい一方で，害として考えられる合併症はいずれの術式でも多くなかった．

　以上を検討した結果，エビデンスの確実性が高いと考えられた上記の術式について，行うことを強く推奨する（エビデンスの強さ：B）との結論にいたった．近位骨切り術ではどの方法でも同等の疼痛と臨床成績改善効果が期待できるが，合併症に関しては近位 chevron 骨切り術が少ない可能性がある．

文献

1）Mann RA, et al: Repair of hallux valgus with a distal soft-tissue procedure and proximal metatarsal osteotomy. A long-term follow-up. J Bone Joint Surg Am 1992; **74**: 124.
2）Resch S, et al: Proximal closing wedge osteotomy and adductor tenotomy for treatment of hallux valgus. Foot Ankle 1989; **9**: 272.
3）Trethowan J: Hallux valgus. A System of Surgery. edited by Choyce CC, PB Hoeber, New York 1923: p1046-

1049.（追加文献）

4）Limbird TJ, et al: Osteotomy of the first metatarsal base for metatarsus primus varus. Foot Ankle 1989; **9**: 158.

5）Sammarco GJ, et al: Bunion correction using proximal Chevron osteotomy. Foot Ankle 1993; **14**: 8.

6）Schuh R, et al: Angular correction and complications of proximal first metatarsal osteotomies for hallux valgus deformity. Int Orthop 2013; **37**: 1771.

7）Varner KE, et al: Screw versus plate fixation of proximal first metatarsal crescentic osteotomy. Foot Ankle Int 2009; **30**: 142.（追加文献）

8）Badekas A, et al: Proximal opening wedge metatarsal osteotomy for correction of moderate to severe hallux valgus deformity using a locking plate. Int Orthop 2013; **37**: 1765.

9）Okuda R, et al: Postoperative incomplete reduction of the sesamoids as a risk factor for recurrence of hallux valgus. J Bone Joint Surg Am 2009; **91**: 1637.

10）Ohzawa S, Kubota M: Proximal oblique metatarsal osteotomy for hallux valgus using a plantar locking plate. Foot Ankle Surg 2018; **24**: 501.

11）秋山唯ほか：外反母趾に対する Mann 変法と Lapidus 変法の術後成績の比較. 日足の外科会誌 2018; **39**: 93.

12）Wester JU, et al: Open wedge metatarsal osteotomy versus crescentic osteotomy to correct severe hallux valgus deformity - A prospective comparative study. Foot Ankle Surg 2016; **22**: 26.

13）Glazebrook M, et al: Proximal opening wedge osteotomy with wedge-plate fixation compared with proximal chevron osteotomy for the treatment of hallux valgus: a prospective, randomized study. J Bone Joint Surg Am 2014; **96**: 1585.

14）Easley ME, et al: Prospective, randomized comparison of proximal crescentic and proximal chevron osteotomies for correction of hallux valgus deformity. Foot Ankle Int 1996; **17**: 307.

5-3. 骨幹部骨切り術

過去のガイドラインにおける記述と今回の改訂概要

　2014年発行の本ガイドライン第2版における骨幹部骨切り術の章では，CQとして①どのような方法で行われるか，②どのような症例に行われるか，③手術成績はどうか，④合併症にはどのようなものがあるか，の4つを設定した．また，第2版では2000～2012年における論文を検索し29編（英語28編，日本語1編）を抽出した．

　今回の改訂では，重要臨床課題を，複数の術式がある骨幹部骨切り術について術式間で治療効果に差があるかどうか，とした．それにより，CQを「骨幹部骨切り術を行う場合，どのような術式が推奨されるか」に設定した．文献検索は2009～2019年末までの期間について行い，骨幹部骨切り術については二次選択後にBQ用として20編が，CQ用として3編が採用された．これらを査読しさらにハンドサーチや第2版の文献を追加して，前向き介入研究や観察研究を含むそれらの論文をCQ作成に採用した．

　手術療法の有用性の評価のために，以下の5つのアウトカムを重要事項として設定した．益：疼痛低下，主観的評価改善，臨床評価スコア改善，変形矯正．害：合併症．当初変形再発と治療コストも設定したが，再発の定義があいまいであったことや，コストを記載している論文がほぼなかったため論文の評価項目としては採用しなかった．記録した合併症は骨癒合不全，深部感染，骨折，内反母趾（症状のあるもの），第2または第3中足痛，骨頭壊死，深部静脈血栓症，インプラントによる刺激症状，神経障害，複合性局所疼痛症候群，肥厚性瘢痕，その他とした．

Background Question 12

骨幹部骨切り術の適応・術式・合併症

○解説○

1. 適応

a. 重症度

骨幹部骨切り術のひとつである scarf 骨切り術の適応として，M1-M2 角が 12 ～ 23°で，遠位中足骨関節角（distal metatarsal articular angle：DMAA）が 10°以内，第 1 MTP 関節に関節症性変化がなく，可動域が 40°以上は保たれているとする報告[1]がある．DMAA を矯正するには，Ludloff 骨切り術よりも scarf 骨切り術を推奨している報告[2]がある．一般的に骨幹部骨切り術は中等度から重度の外反母趾症例に行われている．

重度の外反母趾症例では scarf 骨切り術に Akin 骨切り術を併用して対処する方法も報告されている．これは，Ludloff 骨切り術や第 1 中足骨水平骨切り術においても同様である．一方，中足骨回転骨切り術は中等度までの変形に適応があるとされている[3~5]．

b. 年齢

年齢制限に関する有用なデータは少ないが，特に制限はない．しかし，scarf 骨切り術では後述するように troughing がひとつの大きな問題とされているため，加齢などにより骨粗鬆症を呈しているような症例では注意が必要である．

c. 体重

体重制限に関する報告は少ないが，BMI が 18.5 ～ 25 未満の群と 25 以上の 2 群に分けて scarf 骨切り術の術後成績を評価した報告[6]では，母趾 MTP 関節における AOFAS スコア（AOFAS-HMI）において，BMI が高い群でやや成績が劣っていたが，外反母趾の矯正に関しては X 線所見において両群間に有意な差がなかったとされている．

2. 術式

a. scarf 骨切り術（図 1）

scarf 骨切り術は内側進入にて第 1 中足骨骨幹部を Z 状に骨切りし，骨頭側の底側骨片を外側にスライドさせる術式である．多くの場合，外側の中足骨間進入で母趾内転筋腱の切離も行う．中足骨の Z 状骨切りを行う際に骨切り方向を 15 ～ 30°は足底に向けて，骨片移動時に骨頭が足底方向へ移動することを可能とする．骨頭の底側移動は transfer metatarsalgia の予防となりうる．骨頭側の骨片を外側に移動したあとは螺子などで固定する．重度の外反母趾では母趾基節骨を閉じ合せ楔状で骨切りする Akin 骨切り術を併用するとの報告[7,8]がある．

骨幹部の骨切り進入角度を足底面に平行になるように改変した中足骨水平骨切り術が報告[9]されている．骨切りは scarf 骨切り術の原法とは異なり，骨頭のやや近位背側より足底面に水平に進め，第 1 TMT 関節手前で垂直方向に骨切りを行う．骨頭を含む遠位骨片を外側に水平あるいは回転移動させ矯正したあと，2~3 本の螺子で固定する．

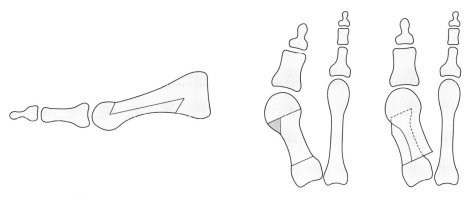

a. 側面からみた骨切り　　　　　　　b. 足背からみた骨切りと骨片の移動

図1　scarf 骨切り術

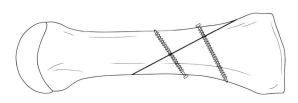

図2　Ludloff 骨切り術

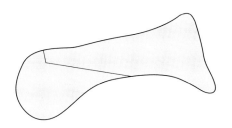

図3　extended-chevron 骨切り術

b. Ludloff 骨切り術（図2）

　内側進入にて骨切りを行う．第1中足骨近位背側（第1 TMT 関節から2mm ほど遠位）から遠位底側に骨軸に対して30°傾斜した斜め骨切りを行う．3分の2ほど骨切りを行った時点で螺子1本を近位骨切り面に対し垂直に挿入する．骨切りを完了したあと，この螺子を軸に遠位骨片を外側方向に回転させる．矯正が得られたらその位置でもう1本の螺子を先ほどの螺子の遠位側に追加して骨片を固定する．骨頭内側骨性隆起切除と内側軟部組織縫縮は同時に行うが，さらに外側軟部組織解離術や Akin 骨切り術が追加されることも多い[10]．

c. extended-chevron 骨切り術（図3）

　内側進入にて骨切りを行う．骨頭内側骨性隆起切除を行ったあと，骨切り部の遠位方向の先端部

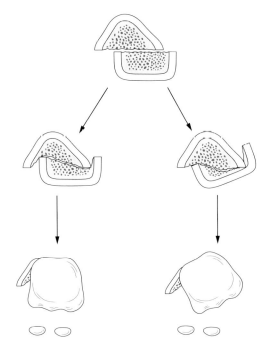

図 4　骨片同士の落ち込み（troughing）

分が母趾 MTP 関節面から近位 3～5mm の部分になるよう骨切りを行う．底側の骨切りは足底に平行になるように行う．このため，底側の骨切りラインは通常の chevron 骨切りよりも長くなり骨幹部に達することになる．骨頭側の骨片を外側に移動したあとは螺子などで固定する[11]．

d.　第 1 中足骨回転骨切り術

　上記の extended-chevron 骨切り術と同様に，近年報告がみられるようになった骨切り術[3～5]である．第 1 中足骨の回内変形が外反母趾の病態において重要であるとされ，外反母趾矯正手術において第 1 中足骨骨幹部から近位にかけ斜め骨切りを加え，遠位骨片を回外させてから固定する術式である．

3.　合併症

a.　scarf 骨切り術

　術中の合併症として，第 1 中足骨の骨折が約 3% に認められる[12]．これは，骨切りが不完全な状態で骨片移動を行うと生じやすい．また，術中の troughing 現象も重要な合併症のひとつである[12]．骨粗鬆症例でよくみられるが，移動した遠位骨片と近位骨片同士の落ち込み（troughing）により，第 1 中足骨の高位損失（height loss）や母趾の回内変形をきたし，外側趾への過剰な荷重負荷をきたすことがある（図 4）[13]．術後の合併症としては，scarf 骨切り術では外反母趾変形再発が 6 ～ 30%[14, 15]，内反母趾変形が 3～5%[1]，内固定材料刺激症状による抜去が 5%[1]，矯正損失が 2%[16]，中足痛（metatarsalgia）が 2%[16] に認められたとされる．

b.　Ludloff 骨切り術

　プレートを用いて Ludloff 骨切り術を行った 390 足のうち 16 足（4%）で表層感染を認めたが深

部感染はなく，プレート除去にいたることはなかったと報告されているが，インプラントの刺激症状によるプレート除去は15足（4.6％）にみられた[17]．骨癒合不全・変形治癒はそれぞれ1足（0.3％）[2]，8足（2.5％）[2]にみられている．骨癒合不全，変形治癒は他の報告[2]でもLudroff骨切り術の合併症として指摘されている．EHLの断裂も1足（0.3％）に認め，深部静脈血栓症が1足（0.3％）にみられたとされる．症候性の内反母趾変形は5足（1.5％）に，症候性の外反母趾変形再発は3足（0.9％）に認められた．

c. extended-chevron 骨切り術

extended-chevron 骨切り術の合併症には，MTP関節のstiffnessを18足のうち5足（27.3％），疼痛を18足のうち6足（33.3％）[11]，内反母趾変形を60足のうち1足（2％）[18]に認めた．

d. 第1中足骨回転骨切り術

感染が2％，深部静脈血栓症が1％，変形再発が4％，矯正損失が1％に認められたと報告されている[5]．

Clinical Question 5

骨幹部骨切り術を行う場合，どのような術式が推奨されるか

推奨			
推奨文	推奨度	合意率	エビデンスの強さ
●外反母趾変形に対して scarf 骨切り術と同様に extended-chevron 骨切り術，Ludloff 骨切り術を行うことを弱く推奨する．	2	100%	C

○解説○

　骨幹部骨切り術に関して異なった骨切り術間で比較を行った文献は3編存在した．うち2編は scarf 骨切り術と extended-chevron 骨切り術を前向きに比較した研究（RCT 1編 [11]，CCT 1編 [18]）で，残りの1編 [19] は後ろ向きに行った症例対照研究であった．

　評価項目は，「疼痛」，「主観的評価」，「客観的臨床評価」，「変形矯正」，「合併症」であったが，3編とも両術式間に有意な差はなく，両術式とも「疼痛」，「主観的評価」，「客観的臨床評価」，「変形矯正」でいずれも術前よりも術後に有意な改善を認めた．また，両術式に内固定材料刺激症状が合併症として報告されていた [18]．以上から，両術式とも外反母趾に対して有用な方法であるが，弱い推奨とした．

　scarf 骨切り術と Ludloff 骨切り術の比較・検討が CCT [19] にて行われている（各群57足）．「疼痛」，「主観的評価」，「客観的評価」とも両術式間に有意な差はなく，いずれも術前より有意な改善を認めた．一方，HV 角，M1-M2 角，DMAA，種子骨位置などの画像評価では scarf 法のほうが若干成績良好であった．scarf 骨切りにおいて2足（4%）に創部合併症を認め，また Ludloff 骨切り術において骨癒合の遷延化を3足（5%）に認め，このうち2例は矯正損失を伴った [19]．

　上記の2編の結果を併せて検討しても，外反母趾矯正手術における骨幹部骨切り術は有用であり，術式間の成績に有意な差はなく，外反母趾変形に対して scarf 骨切り術と同様に extended-chevron 骨切り術，Ludloff 骨切り術を行うことを弱く推奨すると結論づけた．

文献

1) Weil L Jr, et al: Scarf osteotomy for correction of hallux abducto valgus deformity. Clin Podiatr Med Surg 2014; **31**: 233.
2) Castaneda DA, et al: The Ludloff osteotomy: a review of current concepts. Int Orthop 2013; **37**: 1661.
3) Wagner P, et al: The use of a triplanar metatarsal rotational osteotomy to correct hallux valgus deformities. JBJS Essent Surg Tech 2019; **9**: e43.（追加文献）
4) Wagner P, et al: Is the rotational deformity important in our decision-making process for correction of hallux valgus deformity? Foot Ankle Clin 2018; **23**: 205.
5) Wagner P, et al: Rotational osteotomy for hallux valgus. a new technique for primary and revision cases. Tech Foot Ankle Surg 2017; **16**: 3.
6) Milczarek MA, et al: Being overweight has limited effect on SCARF osteotomy outcome for hallux valgus correction. Int Orthop 2017; **41**: 765.
7) Lai MC, et al: Clinical and radiological outcomes comparing percutaneous chevron-Akin osteotomies vs open scarf-Akin osteotomies for hallux valgus. Foot Ankle Int 2018; **39**: 311.
8) Marudanayagam A, et al: Scarf osteotomy with or without proximal phalangeal osteotomy for severe hallux valgus deformity. J Orthop Surg (Hong Kong) 2014; **22**: 39.
9) 磯本慎二ほか：【外反母趾の治療】中足骨水平骨切り術　Scarf 変法. Orthopaedics 2010; **23**: 41.
10) Trnka HJ, et al: Intermediate-term results of the Ludloff osteotomy in one hundred and eleven feet. J Bone

Joint Surg Am 2008; **90**: 531.

11） Mahadevan D, et al: Extended plantar limb (modified) chevron osteotomy versus scarf osteotomy for hallux valgus correction: a randomised controlled trial. Foot Ankle Surg 2016; **22**: 109.

12） Molloy A, et al: Scarf osteotomy. Foot Ankle Clin 2014; **19**: 165.

13） Murawski CD, et al: A rotational scarf osteotomy decreases troughing when treating hallux valgus. Clin Orthop Relat Res 2011; **169**: 847.

14） Raikin SM, et al: Recurrence of hallux valgus: a review. Foot Ankle Clin 2014; **19**: 259.

15） Bock P, et al: The scarf osteotomy with minimally invasive lateral release for treatment of hallux valgus deformity: intermediate and long-term results. J Bone Joint Surg Am 2015; **97**: 1238.

16） Choi JH, et al: Prospective study of the treatment of adult primary hallux valgus with scarf osteotomy and soft tissue realignment. Foot Ankle Int 2013; **34**: 684.

17） Neufeld SK, et al: Immediate weight bearing after hallux valgus correction using locking plate fixation of the Ludloff osteotomy: a retrospective review. Foot Ankle Spec 2018; **11**: 148.

18） Vopat BG, et al: Comparative study of scarf and extended chevron osteotomies for correction of hallux valgus. Foot Ankle Spec 2013; **6**: 409.

19） Robinson AH, et al: Prospective comparative study of the scarf and Ludloff osteotomies in the treatment of hallux valgus. Foot Ankle Int 2009; **30**: 955.

5-4. 第1中足骨の骨切り部位の違いによる比較

Clinical Question 6

軽度から中等度の外反母趾に対して中足骨骨切り術を行う際，どの部位での骨切り術が推奨されるか

推奨			
推奨文	推奨度	合意率	エビデンスの強さ
●軽度から中等度の外反母趾に対して，遠位骨切り術と同様に，骨幹部もしくは近位での骨切り術を行うことを弱く推奨する．	2	100%	C

○解説○

　外反母趾に対する中足骨骨切り術においては，様々な手技が報告されている．変形が軽度であれば遠位で骨切りされることが多く，変形が重度であるほど，より近位での骨切りが選択されることが一般的である．軽度から中等度の外反母趾において，異なる骨切り部位での臨床成績を比較した報告を検討した．

1. 骨幹部 vs. 遠位骨切り術

　scarf法と遠位chevron法の比較がなされており，RCT 4編[1～4]が存在した．アウトカムとして「変形矯正」，「変形再発」，「主観的評価」，「疼痛低下」，「臨床スコア」など両群で有意な差がなかったとする報告が多い．変形矯正は，術後HV角がchevron法で小さかったとする報告[2]があるが，メタ解析では両群間に有意な差を認めなかった（図1a）．術後M1-M2角は両群で有意な差がなかったとする報告[4]とchevron群で有意に小さかったとする報告[2,3]があるが，メタ解析では両群に有意な差を認めなかった（図1b）．手術の合併症は両群ともに少なく，有意な差を報告した論文はなかった．（エビデンスA）

　scarf法と経皮的chevron法の後ろ向き比較研究[5]では，両群間で変形矯正，主観的評価，臨床スコア，変形再発，深部感染は同程度であった．周術期の疼痛は，経皮的chevron群で有意に軽度であった．（エビデンスC）

　両側外反母趾に対して，片足をscarf法で，反対側を遠位骨切りによる最小侵襲手術（SERI法）で治療した症例における比較研究[6]では，変形矯正や臨床スコア，合併症に有意な差はなかった．患者の主観的評価では，手術創がより小さなSERI法が好まれる結果であった．（エビデンスB）

2. 骨幹部 vs. 近位骨切り術

　DMAAの増大を伴う症例に対して，骨幹部で2か所の骨切りを行うdouble metatarsal osteotomy（DMO）と近位chevron法を比較するCCT 1編[7]が存在した．両群間で変形矯正，主観的評価，臨床スコアがいずれも同等で，術後合併症についても有意な差を認めなかった．（エビデンスB）

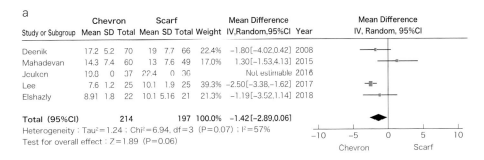

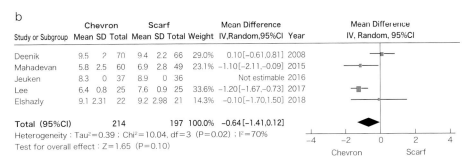

図1　chevron 法と scarf 法の変形矯正
a：HV 角
b：M1-M2 角

3. 遠位 vs. 近位骨切り術

遠位 chevron 法と近位 chevron 法を比較する CCT の1編[8] が存在した．両群間で変形矯正，変形再発，疼痛軽減がいずれも同等で，第2または第3中足痛を含む術後合併症にも有意な差を認めなかった．（エビデンス C）

上記 1. 〜 3. に示すように，手術から得られる益は大きい一方で，害として考えられる合併症はいずれの術式でも多くなかった．また，手術に伴う負荷や侵襲は術式間で大きな違いはないと考えられた．外反母趾治療において，患者は手術によって外反母趾の主訴である疼痛の低下と，変形の改善を期待していると思われる．患者の価値観や希望については，術後の満足度を評価した論文からはおおむね高い満足度が得られていた．コストに関して記載された論文はほとんどなかった．しかし，本邦ではいずれの術式も保険適用されており，特別な道具や施設を必要とするものではない．そのため，コストや手術実施に関して術式間で大きな差はないと考えられた．

以上を考慮した結果，軽度から中等度の外反母趾においては，遠位，骨幹部，近位いずれかの部位での骨切り術を選択することを弱く推奨する（エビデンスの強さ：C）との結論にいたった．

文献

1) Jeuken RM, et al: Long-term Follow-up of a Randomized Controlled Trial Comparing Scarf to Chevron Osteotomy in Hallux Valgus Correction. Foot Ankle Int 2016; **37**: 687.
2) Lee M, et al: Hallux Valgus Correction Comparing Percutaneous Chevron/Akin (PECA) and Open Scarf/Akin Osteotomies. Foot Ankle Int 2017; **38**: 838.
3) Mahadevan D, et al: Extended plantar limb (modified) chevron osteotomy versus scarf osteotomy for hallux valgus correction: a randomised controlled trial. Foot Ankle Surg 2016; **22**: 109.
4) Elshazly O, et al: Scarf versus long chevron osteotomies for the treatment of hallux valgus: a prospective randomized controlled study. Foot Ankle Surg 2019; **25**: 469.

5) Lai MC, et al: Clinical and Radiological Outcomes Comparing Percutaneous Chevron-Akin Osteotomies vs Open Scarf-Akin Osteotomies for Hallux Valgus. Foot Ankle Int 2018; **39**: 311.

6) Giannini S, et al: The SERI distal metatarsal osteotomy and Scarf osteotomy provide similar correction of hallux valgus. Clin Orthop Relat Res 2013; **471**: 2305.

7) Park CH, et al: Is Double Metatarsal Osteotomy Superior to Proximal Chevron Osteotomy in Treatment of Hallux Valgus With Increased Distal Metatarsal Articular Angle? J Foot Ankle Surg 2018; **57**: 241.

8) Park CH, et al: A comparison of proximal and distal chevron osteotomy for the correction of moderate hallux valgus deformity. Bone Joint J 2013; **95-B**: 649.

中等度から重度の外反母趾に対して中足骨骨切り術を行う際，どの部位での骨切り術が推奨されるか

推奨			
推奨文	推奨度	合意率	エビデンスの強さ
●中等度から重度の外反母趾に対して，近位骨切り術と同様に，遠位もしくは骨幹部での骨切り術を行うことを弱く推奨する．	2	100%	C

○解説○

外反母趾に対する中足骨骨切り術においては，様々な手技が報告されている．変形が軽度であれば遠位で骨切りされることが多く，変形が重度であるほど，より近位での骨切りが選択されることが一般的である．中等度から重度の外反母趾において，異なる骨切り部位での臨床成績を比較した報告を検討した．

1．骨幹部 vs. 近位骨切り術

scarf 法（術前平均 HV 角 36.1°）と近位三日月状骨切り術（同 38.1°）を比較した RCT[1]（いずれも骨頭外側の軟部組織解離術を同時に施行）では，両群間で変形矯正，主観的評価，疼痛軽減，臨床スコアはいずれも同等であった．

DMAA の大きな外反母趾に対して，骨幹部で 2 か所の骨切りを行う double metatarsal osteotomy（術前平均 HV 角 38.7°，外側解離なし）と近位 chevron 法（同 40.6°，外側解離あり）を比較した CCT[2] では，両群間で変形矯正，主観的評価，臨床スコアがいずれも同等であった．術後合併症についても有意な差を認めなかった．（エビデンス B）

2．遠位 vs. 近位骨切り術

遠位 chevron 法と近位 chevron 法を比較した RCT の 2 編[3,4] が存在した．1 編[3] は重度外反母趾を対象とした研究（術前平均 HV 角：近位骨切り群 40.8°，遠位骨切り群 39.9°），もう 1 編[4] は中等度から重度外反母趾を対象（同：近位骨切り群 37.0°，遠位骨切り群 34.3°）とし，片側を近位骨切り，残りの片側を遠位骨切りした症例の比較研究であった．外側軟部組織解離術は 2 編ともすべての症例で行われていた．2 編とも，両群間で変形矯正，変形再発，疼痛軽減はいずれも同等であった．第 2 または第 3 中足痛を含む術後合併症も両群間に有意な差を認めなかった．（エビデンス C）．

中等度から重度の外反母趾における異なる骨切り部位での比較研究として，上記の 4 編[1〜4] が存在した．HV 角 40°以上を重度の外反母趾と定義すると，術前 HV 角の平均値が両群ともに 40°以上である研究はなかった．すなわちいずれの報告も，一部に HV 角が 40°を超える重度外反母趾を含むものの，対象患者の中心は重度に近い中等度の外反母趾であった（図 1）．

上記に示すように，手術から得られる益は大きい一方で，害として考えられる合併症はいずれの術式でも多くなかった．また，手術に伴う負荷や侵襲は術式間で大きな違いはないと考えられた．外反母趾治療において，患者は手術によって外反母趾の主訴である疼痛の低下と，変形の改善を期

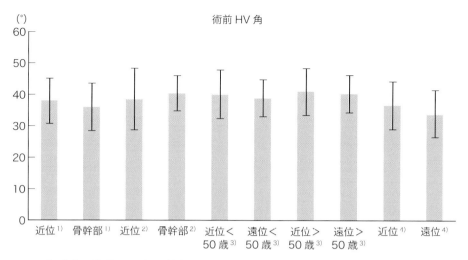

図 1　各論文の術前 HV 角の比較

待していると思われる．患者の価値観や希望については，術後の満足度を評価した論文からはおおむね高い満足度が得られていた．コストに関して記載された論文はほとんどなかった．しかし，本邦ではいずれの術式も保険適用されており，特別な道具や施設を必要とするものではない．そのため，コストや手術実施に関して術式間で大きな差はないと考えられた．

　以上を考慮した結果，中等度から重度の外反母趾においては，遠位もしくは骨幹部での骨切り術を行うことを，近位骨切り術と同様に弱く推奨する（エビデンスの強さ：C）との結論にいたった．いずれの術式においても外側軟部組織解離術が併用されており，骨切り術単独での比較研究ではないことを強調しておく．また繰り返しになるが，本推奨の根拠となる比較研究の対象は，HV 角が40°程度の外反母趾変形である．HV 角が40°を大きく超える重度の変形について，適応される推奨ではないことに留意されたい．

　今後の課題として，HV 角が40°を大きく超えるような重度変形に対する，異なる骨切り部位での術後成績の比較研究が望まれる．

文献

1) Şahin N, et al: A randomized comparison of the proximal crescentic osteotomy and rotational scarf osteotomy in the treatment of hallux valgus. Acta Orthop Traumatol Turc 2018; **52**: 261.
2) Park CH, et al: Is double metatarsal osteotomy superior to proximal chevron osteotomy in treatment of hallux valgus with increased distal metatarsal articular angle? J Foot Ankle Surg 2018; **57**: 241.
3) Park HW, et al: Comparison of outcomes between proximal and distal chevron osteotomy, both with supplementary lateral soft-tissue release, for severe hallux valgus deformity: a prospective randomised controlled trial. Bone Joint J 2013; **95-B**: 510.
4) Lee KB, et al: A comparison of proximal and distal Chevron osteotomy, both with lateral soft-tissue release, for moderate to severe hallux valgus in patients undergoing simultaneous bilateral correction: a prospective randomised controlled trial. Bone Joint J 2015; **97-B**: 202.

5-5. 第1中足骨骨切り術以外の術式

Background Question 13

MTP 関節固定術，第 1 TMT 関節固定術，中足骨骨切り術と TMT 関節固定術に併用する遠位軟部組織手術はどのような術式か

○解説○

1. MTP 関節固定術

a. 適応

MTP 関節固定術は，HV 角が 40° 以上の重度の外反母趾[1~5] に適応があり，そのほか関節リウマチ（RA）による外反母趾変形[1,3,6,7]，MTP 関節に関節症がある症例に対して行われている．また，外反母趾手術後の再発例[8] や，医原性内反母趾[9]，切除関節形成術後の再発[10,11] などに対しても行われることがある．本術式は主に中高年の症例に行われており，近年では手術時の平均年齢が 61 歳（16~86 歳）と報告[2~6,9,12,13] されている．高齢の患者では変形が重度であることも多く，母趾 MTP 関節の高度な拘縮や関節症を呈していることもある．こうした場合，関節温存手術よりも関節固定術の成績が安定し，中足痛の発生が少ないとする報告[13,14] がある．近年では MTP 関節固定術が選択される割合が増加傾向にあると分析されている[15]．

b. 術式

手術は背側よりアプローチし，MTP 関節の関節軟骨をボーンソーやリュエル，ball-and-socket 型のリーマーなどを用いて切除する[16~20]．MTP 関節の固定肢位は，踏み返し時に母趾先端が適度に床に接するように，MTP 関節 10~20° 伸展位で，水平面では 10~15° 外反位で固定するという報告[1,2,4,9,12,21] が多い．固定材料としては，Kirschner 鋼線，スタイマンピン[4]，螺子[18,19,22]，プレート[3] などが単独に，あるいは併用[1,12,16,23] して用いられている．術後 6 週間程度の前足部の荷重や踏み返しの制限が行われている[2,9,12,13]．

c. 合併症

主な合併症として，偽関節，中足痛，母趾 MTP 関節底側部の胼胝形成，感染，母趾内側の感覚障害，変形の再発などがある．

偽関節の発生率は 0~10%[1,2,4,18,22]，固定材料による骨癒合率は Kirschner 鋼線単独で 97.9%[18]，螺子単独で 90~95%[2,18,19,22]，プレート単独で 84~97.1%[3,12]，プレートと螺子併用で 89~98.1%[1,12,16] と報告されている．

中足痛については，骨癒合不全の症例（7%）のみにみられたとする報告[2] や，関節切除術では術後中足痛が 20% であったのに対し，MTP 関節固定術では 11% にとどまったなどの報告[24] がある．また，母趾 MTP 関節底側部の胼胝形成は 31% にみられたと報告されている[24]．感染は 1.4~8.7% と報告されているが，いずれも重篤な結果にはいたっていない[2,3,22]．変形再発に関しては，切除関節形成術よりも少ない[7]，あるいは再発なしと報告[3,6] されている．その他，1 年以上継続する母趾内側の自覚的しびれが 3.7% に発生したとの報告[1] がある．

2. 第1 TMT 関節固定術

a. 適応

本術式はLapidus法とも呼ばれ，原法は1934年にLapidusが最初に報告した遠位軟部組織処置と第1 TMT関節固定および第1・第2中足骨基部間固定からなる矯正術[25]である．一般に第1 TMT関節固定術は母趾MTP関節内側部痛などの症状を有する中等度から重度の外反母趾に適応され，特に第1 TMT関節の不安定性（hypermobility）が存在する症例によい適応がある[26～32]．主に中高年者が対象であるが，若年者にも適応した報告[28, 30, 33～36]がある．さらに，外反母趾の術後再発例やRAによる外反母趾に対しても行われている．中等度から重度の外反母趾に対する手術はこれまで中足骨骨切り術が主流であり，本術式が第一選択となることは少なかった．しかし近年になり，第1 TMT関節固定術による外反母趾矯正の報告は増加傾向にあり[37, 38]，米国足の外科医を対象としたアンケート調査[39]では重度外反母趾に対する第一選択の術式として，24%の足の外科医が第1 TMT関節固定術をあげている．

b. 術式

これまでLapidus法として報告されたものには種々の変法があるため，報告者間で術式がかなり異なる．原法では遠位軟部組織処置後に第1 TMT関節固定術［関節軟骨の切除，第1・第2中足骨（間）基部での骨皮質の切除，縫合糸による固定からなる］が行われている．また，原法では第1 TMT関節のみならず第1・第2中足骨基部も固定範囲に含まれている．その後，種々の改変がなされ，報告者間で第1 TMT関節固定の方法はかなり異なっている．そのためLapidus法として一括して成績を比較することには問題がある．最近，SymeonidusらはLapidus原法とこれまでに報告されている変法の術式を調査し，第1 TMT関節固定の方法は以下のように主として5つに分類できるとしている[40]（図1～5）．

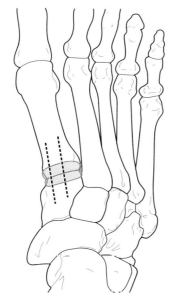

---- スクリューやワイヤー，プレート
　　 などを用い固定する部位

関節面の処置を行う部位

図1　第1 TMT関節単独の固定

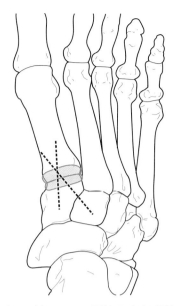

図2A　第1 TMT 関節固定と関節
　　　面の処置をしない内側・中
　　　間楔状骨間の固定

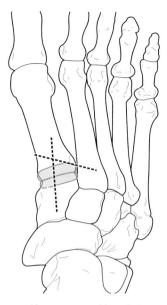

図2B　第1 TMT 関節固定と処置
　　　をしない第1・第2中足骨
　　　基部の固定

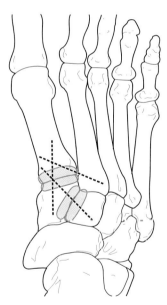

図3A　第1 TMT 関節と内側・中
　　　間楔状骨間の固定と処置を
　　　しない第1・第2中足骨基
　　　部の固定

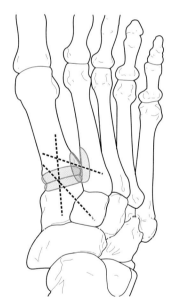

図3B　第1 TMT 関節と第1・第
　　　2中足骨基部の固定と関節
　　　面の処置をしない内側・中
　　　間楔状骨間の固定

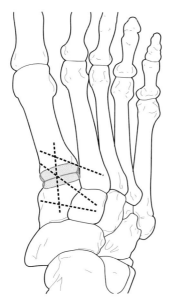

図 4　第 1 TMT 関節固定と処置を
しない第 1・第 2 中足骨基部
と内側・中間楔状骨間の固定

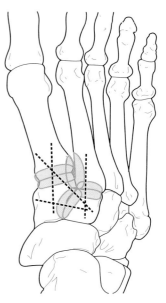

図 5　第 1 TMT 関節，第 1・第 2
中足骨基部，内側・中間楔状
骨間および第 2 TMT 関節の
固定

第 1 TMT 関節固定には螺子 [33,37]，プレート [27,32,34,41]，髄内釘 [42〜44] など種々の内固定材料が用いられ，これらを併用している報告 [26,27,34,41] もある．固定部における骨移植の必要性については，①全例に局所骨移植を行う [45]，②矯正後 TMT 関節に隙間があれば行う [46]，③癒合不全症例にのみ行う [47] など様々で，骨移植について明記していない文献も多数ある．

術後の免荷期間は多くの報告において 6 週間とされているが [28,33〜36,48]，近年，内固定材料の進歩により早期荷重が試みられるようになってきた [26,49,50]．Willegger ら [26] は固定材料の違い（螺子，螺子とロッキングプレートの併用，螺子と Kirschner 鋼線，ステープル，ピン，創外固定）で免荷期間と骨癒合不全や変形再発などの合併症に差はなかったと述べている．一方で，Barp ら [27] は螺子とロッキングプレートの併用と術後 4 週間の免荷により，骨癒合不全は 2％と少なかったと報告している．

c. 成績

臨床成績に関して AOFAS スケールを用いた評価では，術前 40〜50 点台から術後 80〜85 点に改善している [33,48,51]．その他の評価法（Foot Functional Index，Mayo-Clinic Forefoot Score）[41]，Visual Analog Scale（VAS）[51] でも大幅な改善が報告されており，80％以上（83〜94％）の患者が手術成績に満足していたとの報告 [35,41,51] がある．

X 線評価では，HV 角が 40° 以上の重度外反母趾（21 足）における術後平均 3 年 6 か月の経過観察で HV 角は平均 52° から 18.1° へ，M1-M2 角は 16.3° から 6.7° へと改善され [30]，中等度から重度の外反母趾 88 足における 5 年の経過観察で HV 角は平均 30.1° から 16.7° へ，M1-M2 角は 13.3° から 8.6° へと改善され [35]，46 足における 10 年の経過観察で HV 角は平均 33.8° から 15° へ，M1-M2

角は 13.5° から 6.9° へと改善された[51] などの報告がある.

その他の研究でも，Lapidus 法は中等度から重度の外反母趾に対し良好な矯正が得られている[26, 28, 31, 33, 34, 40, 41, 48].

d. 合併症

合併症として中足痛（transfer metatarsalgia，10％）[51]，インプラントの刺激症状（2.6％）[35]，前脛骨筋腱の損傷（2％）[41]，神経障害（0.6〜1.3％）[27, 35] などの報告がある.

過去に Lapidus 法が普及しなかった理由として，骨癒合が完成するまで他の骨切り術より時間を要するため活動制限が長期にわたることや，偽関節（2〜7％）を生じやすいことがあげられていた[52〜56].近年では偽関節の発生率について螺子単独の固定では 5〜9％に対し，螺子とロッキングプレート併用では 1〜2％であったとの報告がある[26, 27].

本ガイドライン第 2 版では変形の再発率は 10〜14％と報告されていた[57〜59].今回の改訂時に検索した論文では 5.26〜8.7％であった[28, 51].

3. 中足骨骨切り術と TMT 関節固定術に併用する遠位軟部組織手術

a. 適応

遠位軟部組織手術は，母趾 MTP 関節の軟部組織の拘縮解除や弛緩した組織に緊張を加えるために行われる.拘縮の評価は母趾外反の徒手的矯正を行って MTP 関節の適合性を確認する方法[60]や，第 1，第 5 中足骨を側方から圧迫してその際の母趾先端の矯正位置を確認する方法[61] などがある.本法は中足骨の骨切り術や TMT 関節固定術のほとんどに併用され，また遠位骨切り術では本法を追加することで変形の強い外反母趾に適応が拡大されている.

本ガイドライン第 2 版に記載されていた軟部組織手術（McBride 法：図 6）[62] は腱移行を伴う術式で，軽度の外反母趾に対して行われていた[63〜67].近年では単独で行われることはほとんどなく，今回の検索範囲では，内視鏡下に行う術式の報告[68] のみであった.

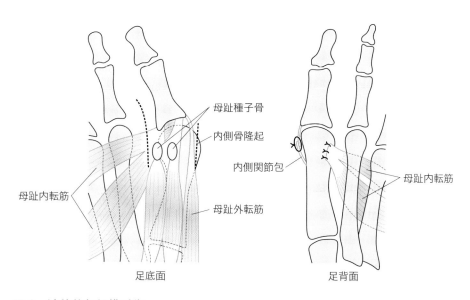

図 6　遠位軟部組織手術

67

b．術式

文献に記載されている方法を列挙するが，術者によって選択する方法が異なる．

1）母趾 MTP 関節外側の処置

①母趾内転筋の切離：外側種子骨と基節骨基部に付着している母趾内転筋腱の斜頭と横頭を切離

②深横中足靱帯の切離

③関節包外側の切開

④母趾内転筋の移行

2）母趾 MTP 関節内側の処置

①内側関節包の切開：切開方法には横，縦，V-Y 型，L 字型など

②内側骨隆起の切除：骨頭を損傷しない程度に切除

③内側関節包の縫縮：内側関節包を中枢かつ背側へ牽引して母趾の外反と回内を矯正し，中足骨頭へ縫着する．

軟部組織解離・縫縮は過度に行うと内反母趾変形の要因となるため注意を要する[69]．

c．成績

中等度から重度の外反母趾に対して，骨切り術を行う際に軟部組織手術を併用することが一般的である．また，遠位中足骨骨切り術に軟部組織解離術を併用することで HV 角が 40° 以上の重度外反母趾にも良好な矯正が得られるとする報告が散見され，近位骨切り術との比較でも同等とするものがあった[69~75]．

d．合併症

軟部組織手術単独では変形再発の頻度は 20～72% であり，中足骨骨切り術と比較すると高かった[65,76,77]．また，術後に内反母趾変形をきたすものが 3～44% と比較的高く，外側種子骨の切除が原因とされていた[65~67,78]．

本術式に伴う合併症に骨頭の無腐性壊死があり，特に遠位骨切り術に併用する場合に危険性が高くなるとされている．その発生頻度は 40% という報告[79]もあるが，多くは数 % であり，近年では 0% との報告も多い[70,71,74,80~82]．第 1 中足骨は内側を走行する内側足底動脈の枝，外側を走行する第 1 背側中足動脈および第 1 底側中足動脈の 3 本で栄養されている．これらの動脈は頚部底側の関節包付着部付近（特に外側）で血管網を形成し，第 1 中足骨頭部に血流を供給している．手術の際はこの血管網を損傷しないよう愛護的操作が推奨されている[83]．

文献

1) Marudanayagam A, et al: First metatarsophalangeal joint fusion using a Fyxis plate. J Orthop Surg (Hong Kong) 2014; **22**: 35.

2) Drampalos E, et al: Intramedullary and intra-osseous arthrodesis of the hallux metatarsophalangeal joint. J Orthop Surg (Hong Kong) 2016; **24**: 358.

3) Dalat F, et al: Does arthrodesis of the first metatarsophalangeal joint correct the intermetatarsal M1M2 angle? Analysis of a continuous series of 208 arthrodeses fixed with plates. Orthop Traumatol Surg Res 2015; **101**: 709.

4) Karlock LG, et al: First metatarsophalangeal joint fusion with use of crossed Kirschner wires and intramedullary Steinmann pin. J Foot Ankle Surg 2017; **56**: 1139.

5) Cronin JJ, et al: Intermetatarsal angle after first metatarsophalangeal joint arthrodesis for hallux valgus. Foot Ankle Int 2006; **27**: 104.（追加文献）

6) Costa MT, et al: Evaluation of the intermetatarsal angle after the arthrodesis of the first metatarsophalangeal joint for treatment of the hallux valgus. Rev Bras Ortop 2012; **47**: 363.

7) Tada M, et al: Preference of surgical procedure for the forefoot deformity in the rheumatoid arthritis patients-A prospective, randomized, internal controlled study. Mod Rheumatol 2015; **25**: 362.

8）Garcia-Ortiz MT, et al: First metatarsophalangeal arthrodesis after failed distal chevron osteotomy for hallux valgus. Foot Ankle Int 2021; **42**: 425.（追加文献）

9）Grimes JS, et al: First metatarsophalangeal joint arthrodesis as a treatment for failed hallux valgus surgery. Foot Ankle Int 2006; **27**: 887.

10）Machacek F Jr, et al: Salvage of a failed Keller resection arthroplasty. J Bone Joint Surg Am 2004; **86**: 1131.

11）Vienne P, et al: Metatarsophalangeal joint arthrodesis after failed Keller-Brandes procedure. Foot Ankle Int 2006; **27**: 894.

12）Pinter Z, et al: Radiographic evaluation of first MTP joint arthrodesis for severe hallux valgus: Does the introduction of a lag screw improve union rates and correction of the intermetatarsal angle? Foot (Edinb) 2017; **33**: 20.

13）Tourne Y, et al: Hallux valgus in the elderly: metatarsophalangeal arthrodesis of the first ray. Foot Ankle Int 1997; **18**: 195.

14）仁木久照ほか：【重度外反母趾の手術治療】 手術術式と成績 -MTP 関節固定術．リウマチ科 2000; **24**: 527.

15）Partio N, et al: Incidence of hallux valgus primary surgical treatment. Finnish nationwide data from 1997 to 2014. Foot Ankle Surg 2019; **25**: 761.（追加文献）

16）Doty J, et al: Hallux metatarsophalangeal joint arthrodesis with a hybrid locking plate and a plantar neutralization screw: a prospective study. Foot Ankle Int 2013; **34**: 1535.

17）Mahadevan D, et al: First metatarsophalangeal joint arthrodesis - Do joint configuration and preparation technique matter? Foot Ankle Surg 2015; **21**: 103.

18）Storts EC, et al: Immediate weightbearing of first metatarsophalangeal joint fusion comparing buried crossed Kirschner wires versus crossing screws: does incorporating the sesamoids into the fusion contribute to higher incidence of bony union? J Foot Ankle Surg 2016; **55**: 562.

19）Asif M, et al: A consecutive case series of 166 first metatarsophalangeal joint fusions using a combination of cup and cone reamers and crossed cannulated screws. J Foot Ankle Surg 2018; **57**: 462.

20）Wood EV, et al: First metatarsophalangeal arthrodesis for hallux valgus. Foot Ankle Clin 2014; **19**: 245.

21）Ballas R, et al: Ground-reactive forces after hallux valgus surgery: comparison of Scarf osteotomy and arthrodesis of the first metatarsophalangeal joint. Bone Joint J 2016; **98-B**: 641.

22）Migues A, et al: Endomedullary screw fixation for first metatarsophalangeal arthrodesis. Foot Ankle Int 2013; **34**: 1152.

23）荒川大亮ほか：関節リウマチによる前足部変形に対して A.L.P.S.Total Foot System MTP plate を用いた治療戦略．整外と災外 2018; **67**: 243.

24）O'Doherty DP, et al: The management of the painful first metatarsophalangeal joint in the older patient. Arthrodesis or Keller's arthroplasty? J Bone Joint Surg Br 1990; **72**: 839.

25）Lapidus PW: Operative correction of the metatarsus varus primus in hallux valgus. Surg Gynecol Obstet 1934; **58**: 183.

26）Willegger M, et al: Correction power and complications of first tarsometatarsal joint arthrodesis for hallux valgus deformity. Int Orthop 2015; **39**: 467.

27）Barp EA, et al: Evaluation of fixation techniques for metatarsocuneiform arthrodesis. J Foot Ankle Surg 2017; **56**: 468.

28）Fleming JJ, et al: Intraoperative evaluation of medial intercuneiform instability after Lapidus arthrodesis: intercuneiform hook test. J Foot Ankle Surg 2015; **54**: 464.

29）King CM, et al: Effects of the lapidus arthrodesis and chevron bunionectomy on plantar forefoot pressures. J Foot Ankle Surg 2014; **53**: 415.

30）平野貴章ほか：【外反母趾の治療 最前線】重度外反母趾変形に対する Lapidus 変法．Orthopaedics 2016; **29**: 54.

31）秋山唯ほか：外反母趾に対する Mann 変法と Lapidus 変法の術後成績の比較．日足の外科会誌 2018; **39**: 93.

32）日尾有宏：【すべてわかる 足・足関節外科で用いられる最新デバイスカタログ】外反母趾における Lapidus 法用のプレート比較．関節外科 2018; **37**: 43.

33）Chopra S, et al: Subjective versus objective assessment in early clinical outcome of modified Lapidus procedure for hallux valgus deformity. Clin Biomech (Bristol, Avon) 2016; **32**: 187.

34）McAlister JE, et al: Corrective realignment arthrodesis of the first tarsometatarsal joint without wedge resection. Foot Ankle Spec 2015; **8**: 284.

35）Klemola T, et al: First tarsometatarsal joint derotational arthrodesis for flexible hallux valgus: results from follow-up of 3-8 years. Scand J Surg 2017; **106**: 325.

36）Klemola T, et al: First tarsometatarsal joint derotational arthrodesis-a new operative technique for flexible hallux valgus without touching the first metatarsophalangeal joint. J Foot Ankle Surg 2014; **53**: 22.

37）Klouda J, et al: The change of first metatarsal head articular surface position after Lapidus arthrodesis. BMC Musculoskelet Disord 2018; **19**: 347.

38）Partio N, et al: Incidence of hallux valgus primary surgical treatment. Finnish nationwide data from 1997 to

2014. Foot Ankle Surg 2019; **25**: 761.（追加文献）

39）Pinney SJ, et al: Surgical treatment of severe hallux valgus: the state of practice among academic foot and ankle surgeons. Foot Ankle Int 2006; **27**: 1024.（追加文献）

40）Symeonidis PD, et al: Original and modified Lapidus procedures: proposals for a new terminology. J Bone Joint Surg Am 2021; **103**: e15.（追加文献）

41）Klos K, et al: Modified Lapidus arthrodesis with plantar plate and compression screw for treatment of hallux valgus with hypermobility of the first ray: a preliminary report. Foot Ankle Surg 2013; **19**: 239.

42）Chaparro F, et al: Minimally invasive technique with intramedullary nail for treatment of severe hallux valgus: clinical results and surgical technique. J Foot Ankle 2020; **14**: 3.（追加文献）

43）Shofoluwe A, et al: The relationship of the Phantom® Lapidus Intramedullary Nail System to neurologic and tendinous structures in the foot: An anatomic study. Foot Ankle Surg 2021; **27**: 231.（追加文献）

44）Li S, et al: Evolution of thinking of the Lapidus procedure and fixation. Foot Ankle Clin 2020; **25**: 109.（追加文献）

45）Coetzee JC, et al: The Lapidus procedure as salvage after failed surgical treatment of hallux valgus. Surgical technique. J Bone Joint Surg Am 2004; **86-A** Suppl 1: 30.（追加文献）

46）Ellington JK, et al: The use of the Lapidus procedure for recurrent hallux valgus. Foot Ankle Int 2011; **32**: 674.（追加文献）

47）Faber FW, et al: Role of first ray hypermobility in the outcome of the Hohmann and the Lapidus procedure. A prospective, randomized trial involving one hundred and one feet. J Bone Joint Surg Am 2004; **86**: 486.

48）Moerenhout K, et al: Outcome of the modified Lapidus procedure for hallux valgus deformity during the first year following surgery: A prospective clinical and gait analysis study. Clin Biomech (Bristol, Avon) 2018; **61**: 205.

49）Basile P, et al: Immediate weight bearing following modified lapidus arthrodesis. J Foot Ankle Surg 2010; **49**: 459.

50）Blitz NM, et al: Early weight bearing after modified lapidus arthodesis: a multicenter review of 80 cases. J Foot Ankle Surg 2010; **49**: 357.

51）Faber FW, et al: Long-term results of the Hohmann and Lapidus procedure for the correction of hallux valgus: a prospective, randomised trial with eight- to 11-year follow-up involving 101 feet. Bone Joint J 2013; **95-B**: 1222.

52）Hofbauer MH, et al: The Lapidus procedure. Clin Podiatr Med Surg 1996; **13**: 485.

53）Lagaay PM, et al: Rates of revision surgery using Chevron-Austin osteotomy, Lapidus arthrodesis, and closing base wedge osteotomy for correction of hallux valgus deformity. J Foot Ankle Surg 2008; **47**: 267.

54）Thompson IM, et al: Fusion rate of first tarsometatarsal arthrodesis in the modified Lapidus procedure and flatfoot reconstruction. Foot Ankle Int 2005; **26**: 698.

55）Coetzee JC, et al: The Lapidus procedure: a prospective cohort outcome study. Foot Ankle Int 2004; **25**: 526.

56）Patel S, et al: Modified lapidus arthrodesis: rate of nonunion in 227 cases. J Foot Ankle Surg 2004; **43**: 37.

57）Bednarz PA, et al: Modified lapidus procedure for the treatment of hypermobile hallux valgus. Foot Ankle Int 2000; **21**: 816.

58）Dreeben S, et al: Advanced hallux valgus deformity: long-term results utilizing the distal soft tissue procedure and proximal metatarsal osteotomy. Foot Ankle Int 1996; **17**: 142.

59）Okuda R, et al: Hallux valgus angle as a predictor of recurrence following proximal metatarsal osteotomy. J Orthop Sci 2011; **16**: 760.

60）田中康仁ほか：外反母趾手術の術式選択における母趾内反ストレス X 線撮影の有用性 . 日足の外科会誌 1995; **16**: 159.

61）須田康文：【足の外科最新手術のコツと落とし穴】前足部変形矯正術　外反母趾に対する DLMO 法 . 整・災外 2015; **58**: 1229.

62）Mcbride ED: A conservative operation for bunions. J Bone Joint Surg 1928; **10**: 735.

63）Schwitalle M, et al: Hallux valgus in young patients: comparison of soft-tissue realignment and metatarsal osteotomy. Eur J Pediatr Surg 1998; **8**: 42.

64）Martínez-Nova A, et al: The effect of adductor tendon transposition in the modified McBride procedure. Foot Ankle Spec 2008; **1**: 275.

65）仁木久照ほか：外反母趾に対する手術的治療例の術後成績 McBride 変法と第 1 中足骨近位骨切り術について . 日足の外科会誌 1993; **14**: 40.

66）奥田龍三ほか：外反母趾に対する McBride 法と Mann 法の比較検討 . 日足の外科会誌 1993; **14**: 31.

67）忠縄秀一ほか：外反母趾に対する McBride 法の経験 . 中部整災誌 1986; **29**: 991.

68）Ling SKK, et al: Endoscopy-assisted hallux valgus correction provides sustainable long-term >10-year outcomes. Arthroscopy 2018; **34**: 1958.

69）Seki H, et al: Minimally invasive distal linear metatarsal osteotomy combined with selective release of lateral soft tissue for severe hallux valgus. J Orthop Sci 2018; **23**: 557.

70）Park HW, et al: Comparison of outcomes between proximal and distal chevron osteotomy, both with supplementary lateral soft-tissue release, for severe hallux valgus deformity: a prospective randomised controlled trial. Bone Joint J 2013; **95-B**: 510.

71）Lee KB, et al: A comparison of proximal and distal Chevron osteotomy, both with lateral soft-tissue release, for moderate to severe hallux valgus in patients undergoing simultaneous bilateral correction: a prospective randomised controlled trial. Bone Joint J 2015; **97-B**: 202.

72）Knoth C, et al: Short- and long-term outcomes following hallux-valgus correction: a modified Kramer osteotomy. Arch Orthop Trauma Surg 2016; **136**: 1349.

73）Yammine K, et al: A meta-analysis of comparative clinical studies of isolated osteotomy versus osteotomy with lateral soft tissue release in treating hallux valgus. Foot Ankle Surg 2019; **25**: 684.

74）Di Giorgio L, et al: The Endolog system for moderate-to-severe hallux valgus. J Orthop Surg (Hong Kong) 2013; **21**: 47.

75）Deenik A, et al: Equivalent correction in scarf and chevron osteotomy in moderate and severe hallux valgus: a randomized controlled trial. Foot Ankle Int 2008; **29**: 1209.

76）Hsu CY, et al: Hallux valgus: soft tissue procedure versus bony procedure. Gaoxiong Yi Xue Ke Xue Za Zhi 1994; **10**: 624.

77）Yucel I, et al: Treatment of hallux valgus by modified McBride procedure: a 6-year follow-up. J Orthop Traumatol 2010; **11**: 89.

78）Mittal D, et al: The modified McBride procedure: clinical, radiological, and pedobarographic evaluations. J Foot Ankle Surg 2006; **45**: 235.

79）Meier PJ, et al: The risks and benefits of distal first metatarsal osteotomies. Foot Ankle 1985; **6**: 7.

80）Kaufmann G, et al: Minimally invasive versus open chevron osteotomy for hallux valgus correction: a randomized controlled trial. Int Orthop 2019; **43**: 343.

81）Park YB, et al: Comparison of distal soft-tissue procedures combined with a distal chevron osteotomy for moderate to severe hallux valgus: first web-space versus transarticular approach. J Bone Joint Surg Am 2013; **95**: e158.

82）Ahn JY, et al: Comparison of open lateral release and transarticular lateral release in distal chevron metatarsal osteotomy for hallux valgus correction. Int Orthop 2013; **37**: 1781.

83）Malal JJ, et al: Blood supply to the first metatarsal head and vessels at risk with a chevron osteotomy. J Bone Joint Surg Am 2007; **89**: 2018.（追加文献）

Clinical Question 8

重度外反母趾に対する母趾 MTP 関節固定術は推奨されるか

推奨			
推奨文	推奨度	合意率	エビデンスの強さ
●重度外反母趾に対して MTP 関節固定術を弱く推奨する	2	100%	D

○解説○

　外反母趾に対する母趾 MTP 関節固定術の成績を中足骨骨切り術や第 1 TMT 関節固定術と比較し，その有用性を明確にした報告は，検索した範囲ではなかった．しかし，母趾 MTP 関節固定術により臨床成績が有意に改善したとの報告は多い[1~4]．Doty ら[1] は外反母趾に対する MTP 関節固定術により AOFAS スケールは術前 45 点から術後 77 点へ有意に改善し，患者の 89％ が excellent であったとしている．VAS を用いた疼痛評価では，術前と比較して術後は有意に改善した[1,3]．手術成績に対する患者の満足度は高く，good 以上の回答は 71~100％ に得られた[3,5~8]．

　変形矯正に関しては，多くの論文において母趾 MTP 関節固定術により HV 角と M1-M2 角はともに有意に改善したと報告されている[1~3,5,9~12]．McKean ら[9] の重度外反母趾（19 足）に対して施行した母趾 MTP 関節固定術の報告では，HV 角は術前 48.5° から術後 12.3° に，M1-M2 角は 19.2° から 10.8° に有意に改善していた．本術式による M1-M2 角の改善の要因については，母趾内転筋が第 1 中足骨を内転させる力源になっているとの推察がある[9,13]．

　一方，下肢の機能評価では母趾 MTP 関節が固定されるため歩行能力に支障をきたすとする報告[14]，また前足部の床反力（ground reaction force）が改善されないとする報告[15] がある．

　主な合併症として，偽関節の発生（0~10％）[2~4]，中足痛（7~11％）[3,6]，母趾 MTP 関節底側部の胼胝形成（31％）[6]，変形の再発（0~11％）[5,10,12] などがある．

　以上を検討した結果，中足骨骨切り術や第 1 TMT 関節固定術などとの比較研究がなされていないものの臨床成績や変形矯正は良好であるとの報告が多いため，上記の術式については行うことを弱く推奨する（エビデンスの強さ：D）との結論にいたった．母趾 MTP 関節固定術により変形が矯正されること，患者の満足度が高いこと，関節の可動性は失うが骨癒合が得られれば再発が起こりにくいことなどから，重度の外反母趾症例に対して MTP 関節固定術は選択肢のひとつとなりうる．

文献

1) Doty J, et al: Hallux metatarsophalangeal joint arthrodesis with a hybrid locking plate and a plantar neutralization screw: a prospective study. Foot Ankle Int 2013; **34**: 1535.
2) Marudanayagam A, et al: First metatarsophalangeal joint fusion using a Fyxis plate. J Orthop Surg (Hong Kong) 2014; **22**: 35.
3) Drampalos E, et al: Intramedullary and intra-osseous arthrodesis of the hallux metatarsophalangeal joint. J Orthop Surg (Hong Kong) 2016; **24**: 358.
4) Migues A, et al: Endomedullary screw fixation for first metatarsophalangeal arthrodesis. Foot Ankle Int 2013; **34**: 1152.
5) Tada M, et al: Preference of surgical procedure for the forefoot deformity in the rheumatoid arthritis patients-A prospective, randomized, internal controlled study. Mod Rheumatol 2015; **25**: 362.
6) O'Doherty DP, et al: The management of the painful first metatarsophalangeal joint in the older patient.

Arthrodesis or Keller's arthroplasty? J Bone Joint Surg Br 1990; **72**: 839.

7) Kumar S, et al: First metatarsophalangeal arthrodesis using a dorsal plate and a compression screw. Foot Ankle Int 2010; **31**: 797.

8) Barbosa LH, et al: Clinical and radiological outcomes of the first metatarsophalangeal arthrodesis with Kirschner wires for the treatment of severe hallux valgus. J Foot Ankle 2020; **14**: 24.（追加文献）

9) McKean RM, et al: Radiographic evaluation of intermetatarsal angle correction following first MTP joint arthrodesis for severe hallux valgus. Foot Ankle Int 2016; **37**: 1183.

10) Dalat F, et al: Does arthrodesis of the first metatarsophalangeal joint correct the intermetatarsal M1M2 angle? Analysis of a continuous series of 208 arthrodeses fixed with plates. Orthop Traumatol Surg Res 2015; **101**: 709.

11) Pinter Z, et al: Radiographic evaluation of first MTP joint arthrodesis for severe hallux valgus: Does the introduction of a lag screw improve union rates and correction of the intermetatarsal angle? Foot (Edinb) 2017; **33**: 20.

12) Costa MT, et al: Evaluation of the intermetatarsal angle after the arthrodesis of the first metatarsophalangeal joint for treatment of the hallux valgus. Rev Bras Ortop 2012; **47**: 363.

13) Cronin JJ, et al: Intermetatarsal angle after first metatarsophalangeal joint arthrodesis for hallux valgus. Foot Ankle Int 2006; **27**: 104.（追加文献）

14) Tourne Y, et al: Hallux valgus in the elderly: metatarsophalangeal arthrodesis of the first ray. Foot Ankle Int 1997; **18**: 195.

15) Ballas R, et al: Ground-reactive forces after hallux valgus surgery: comparison of Scarf osteotomy and arthrodesis of the first metatarsophalangeal joint. Bone Joint J 2016; **98-B**: 641.

5-6.　外反母趾に合併する病態に対する術式

Background Question 14

外反母趾に追加して行う手術にはどのようなものがあるか

○解説○

外反母趾に伴う合併症で追加して手術を要するものとしては，MTP 関節脱臼，ハンマー趾，内反小趾があげられる．

1.　外反母趾に伴う第 2 趾 MTP 関節脱臼

MTP 関節不安定症の主な原因として蹠側板（plantar plate）の損傷があげられ，その損傷形態には種々のものがある（表 1，図 1）[1]．MTP 関節の不安定症の臨床評価は膝関節における Lachman test と同様な drawer test が用いられ[2]，検者の主観的な判断により 50% 未満の亜脱臼，50% 以上の亜脱臼，用手的に脱臼可能，脱臼と 4 段階に分けられている（表 2，図 2，図 3）[1]．

a.　手術適応

保存療法（テーピング，足底挿板，消炎鎮痛薬など）を行っても MTP 関節部痛や足底部痛あるいは趾変形の改善が得られない症例に対して手術療法が適応となる[4~7]．

b.　術式

1）蹠側板修復術と Weil 骨切り術[6]

Grade 2 と 3（Anatomic Grading System）に対して用いられている．MTP 関節の背側から関節内を展開して Weil 骨切り術を行ったあと，断裂した蹠側板を修復する．

表 1　蹠側板損傷の程度（Anatomic Grading System）と損傷パターン

Grade	Patterns of Injury
0	Plantar plate or capsular attenuation, and/or discoloration
1	Transverse distal tear (adjacent to insertion into proximal phalanx [<50%]; medial/lateral/central area) and/or midsubstance tear (<50%)
2	Transverse distal tear (>50%); medial/lateral/central area) and/or midsubstance tear (<50%)
3	Transverse and/or longitudinal extensive tear (may involve collateral ligaments)
4	Extensive tear with button hole (dislocation); combination transverse and longitudinal plate tear

(Coughlin MJ, et al: Phys Sportsmed 2011; 39: 132. [1] より引用)

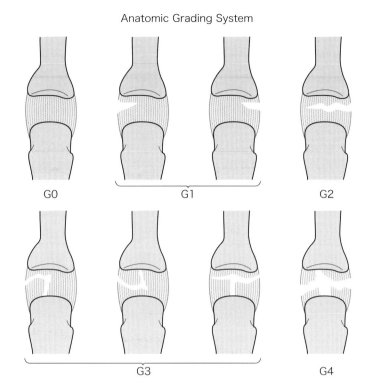

Anatomic Grading System

G0 G1 G2

G3 G4

図1 蹠側板損傷の程度と損傷パターン
図1は表1のGradeに対応している.
(Nery C, et al: Operative Techniques: Foot and Ankle Surgery. edited by Pfeffer GB, et al, Elsevier, Philadelphia 2018: p128-143.[3] より引用)

表2 MTP関節不安定症の clinical staging system

Grade	Alignment	Physical Examination
0	MTP joint alignment; prodromal phase with pain but no deformity	MTP joint pain, thickening or swelling of the MTP joint, reduced toe purchase, negative drawer
1	Mild malalignment at MTP joint; widening of web space, medial deviation	MTP joint pain, swelling of MTP joint, loss of toe purchase, mild positive drawer (<50% subluxable)
2	Moderate malalignment; medial, lateral, dorsal, or dorsomedial deformity, hyperextension of toe	MTP joint pain, reduced swelling, no toe purchase, moderate positive drawer (>50% subluxable)
3	Severe malalignment; dorsal or dorsomedial deformity; second toe can overlap the hallux; may have flexible hammertoe	Joint and toe pain, little swelling, no toe purchase, very positive drawer (dislocatable MTP joint). flexible hammertoe
4	Dorsomedial or dorsal dislocation; severe deformity with dislocation, fixed hammertoe	Joint and toe pain, little or no swelling, no toe purchase, MTP joint, fixed hammertoe

Abbreviation: MTP, metatarsophalangeal
(Coughlin MJ, et al: Phys Sportsmed 2011; 39: 132.[1] より引用)

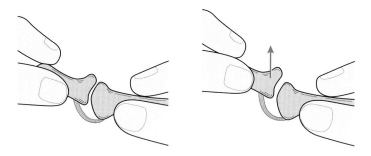

図 2　MTP 関節の drawer test
母指と示指で患趾の基節骨と中足骨を把持し，MTP 関節に垂直方向にストレスをかける．
(Coughlin MJ, et al: Phys Sportsmed 2011; 39: 132.[1] より引用)

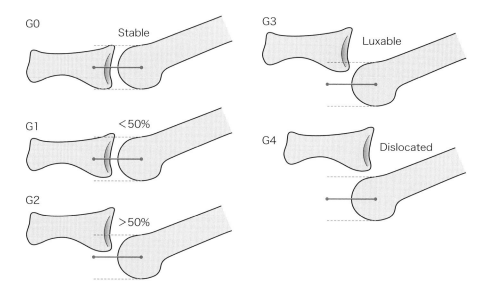

図 3　MTP 関節不安定症の clinical staging system
図 3 は表 2 に対応している
(Nery C, et al: Operative Techniques: Foot and Ankle Surgery. edited by Pfeffer GB, et al, Elsevier, Philadelphia 2018: p128-143.[3] より引用)

2）屈筋腱移行術と Weil 骨切り術[6]

Anatomic Grade 4 に対して用いられている．MTP 関節の背側から関節内を展開して Weil 骨切り術を行ったあと，長趾屈筋腱を切離して腱を 2 分割にして基節骨の内側と外側から背側へ腱を移行し，長趾伸筋腱に端側縫合する．

3）手綱法と近位中足骨短縮骨切り術[4, 7]

Anatomic Grade 3 と 4 に対して用いられている．MTP 関節の背側から関節内を展開して脱臼を整復し，弛緩した関節包および内・外側側副靭帯を再建する（手綱法）．同時に近位中足骨短縮術を行う．

c. 手術成績

1) 蹠側板修復術と Weil 骨切り術

MTP 関節不安定症 65 関節（Anatomic Grade 2, 3）における術後平均 2 年の臨床成績（AOFAS スコア）は，どちらの Grade においてもともに有意に改善が得られていたが，Grade 3 の成績（85 点）は Grade 2（89 点）に比較して劣っていた[6].

2) 屈筋腱移行術と Weil 骨切り術

MTP 関節不安定症 17 関節（Anatomic Grade 4）における術後平均 2 年の臨床成績（AOFAS スコア）は，術前 26 点から術後 72 点と有意に改善したが，良好な成績ではなかった[6].

3) 手綱法と近位中足骨短縮骨切り術

外反母趾に併存する第 2 MTP 関節亜脱臼および脱臼 27 足（Anatomic Grade 3, 4）における術後平均 4 年の臨床成績（JSSF スコア）は術後 50 点から術後 93 点に有意に改善し，術前に全例に認められた中足痛は，術後は 19 足で消失，8 足で改善した．X 線評価については術後に脱臼を生じた例はなかったが，亜脱臼は 4 足（15%）に認められた[8].

d. 合併症

蹠側板修復術と Weil 骨切り術では，創部感染がある[9].

手綱法と近位中足骨短縮骨切り術では，術後の MTP 関節症，関節症の進行，関節拘縮がある[8,10].

2. 外反母趾に伴うハンマー趾

ハンマー趾は第 2～5 趾の PIP 関節での屈曲変形である[11,12]（図 4）.

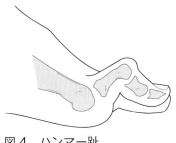

図 4　ハンマー趾

a. 手術適応

保存療法（前足部にゆとりのある靴，足底挿板，胼胝部の除圧など）を行っても症状の改善が得られない症例に対して手術療法が適応となる．

b. 術式

1) 腱移行術

一般に PIP 関節に拘縮を認めない症例に用いられている．長趾屈筋腱を切離して腱を 2 分割にして基節骨の内側と外側から背側へ腱を移行し，変形を矯正した肢位で長趾伸筋腱に端側縫合する．

2) 骨・関節手術

一般に PIP 関節に拘縮を認め，用手的に矯正できない症例に用いられている．骨切除や関節切除により変形を矯正する．基節骨部分骨切り術，関節切除術（切除関節形成術），PIP 関節固定術などがある．

c. 成績

1）腱移行術

手術成績に満足した症例の割合は報告により異なり，その範囲は51〜89％と大きい[13〜16]．可撓性ハンマー趾（29趾）における術後平均33か月の臨床成績の報告によると，満足55％，条件付き満足17％，不満足28％であり，不満足の理由として不良肢位，変形再発，関節拘縮があった[17]．

2）PIP関節固定術

経皮的鋼線固定した症例（鋼線群：48趾）と髄内釘固定した症例（髄内釘群：47趾）の術後6か月までの成績を比較した報告では，患者満足度は両群間に有意な差はなかったが，骨癒合率は鋼線群（16％）に比較して髄内釘群（84％）が有意に高かった[18]．

d. 合併症

1）腱移行術

術後関節滑膜炎，趾間神経炎，第2中足痛，関節拘縮，趾の腫大，DIP関節の過伸展がある[19,20]．

2）PIP関節固定術

骨癒合不全，関節固定部周辺での骨折，インプラント折損がある[21]．

3. 外反母趾に伴う内反小趾

外反母趾に内反小趾が合併することが少なくない．バニオネットとも呼ばれ，第5中足骨頭外側の異常な突出を特徴とした変形であり，小趾の内反変形を伴う．第5中足骨頭外側の突出部が靴などに圧迫されて同部に疼痛が誘発され，慢性化すると同部に有痛性胼胝が形成される．X線学的には荷重位足部背底像にて第4〜第5中足骨間角（M4-M5角：第4中足骨骨軸と第5中足骨骨軸のなす角度，正常平均値6°）[22]と第5中足趾節角（第5中足骨骨軸と基節骨骨軸のなす角度，正常平均値10°）[23]の増大を認める[24]（図5）．

a. 手術適応

保存療法（前足部にゆとりのある靴，足底挿板，胼胝部の除圧など）を行っても症状の改善が得られない症例に対して手術療法が適応となる．

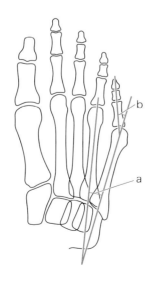

図5　内反小趾のX線計測法
a：M4-M5角
b：第5中足趾節角
（奥田龍三：Orthopaedics 2010; 23: 59.[23]より引用）

b. 術式

1）第5中足骨頭切除術

重度変形例に用いられ，RA では関節破壊の進行した症例で行われる．第5中足骨を骨幹端部あるいは頚部で切除する．

2）第5中足骨骨切り術

第5中足骨骨切りにより増大した M4-M5 角を減少させることにより変形を矯正する．中足骨骨切りの部位により遠位[25,26]，骨幹部[27~29]，近位[30]の3つに分けられている．最近では低侵襲手術として経皮的に骨切りを行う術式が報告されている[31~33]．

c. 成績

1）中足骨頭切除術

内反小趾 11 足における術後平均9年の臨床成績は good 2足，fair 2足，poor 7足であり，初回手術としては推奨できないとされている[34]．

2）第5中足骨骨切り術

①遠位骨切り術：臨床成績（AOFAS スコア）は術前 52～59 点から術後 95～98 点に改善した[35,36]．

②骨幹部骨切り術：斜め骨切り術を行った 30 足の術後平均 31 か月の臨床成績は，93％が excellent または good であった[27]．scarf 骨切り術を行った 34 足の術後平均 7.2 年の臨床成績（AOFAS スコア）は，術前 59 点から術後 93 点に有意に改善し，患者主観的評価は excellent 27足，good 6足，fair 1足であった[37]．

③近位骨切り術：ドーム状骨切り術を行った 10 足の術後平均 30 か月の臨床成績は，術前に認められた疼痛は全例で消失し，X 線学的に変形矯正も良好であった[30]．

d. 合併症

1）第5中足骨頭切除術

第5趾の短縮や変形，中足痛などがある[34]．高い頻度で生じ，合併症率は 64％であった[34]．

2）第5中足骨骨切り術

遷延癒合，癒合不全，変形癒合，中足痛，感染，神経損傷，螺子埋入などがある[30,36,37]．

文献

1）Coughlin MJ, et al: Second MTP joint instability: grading of the deformity and description of surgical repair of capsular insufficiency. Phys Sportsmed 2011; **39**: 132.（追加文献）

2）Thompson FM, et al: Problems of the second metatarsophalangeal joint. Orthopedics 1987; **10**: 83.（追加文献）

3）Nery C, et al: Operative Techniques: Foot and Ankle Surgery. edited by Pfeffer GB, et al, Elsevier, Philadelphia 2018: p128-143.（追加文献）

4）奥田龍三：【足部疾患の最新の治療】併用手術を要する外反母趾の手術療法．関節外科 2009; **28**: 851.（追加文献）

5）Doty JF, et al: Metatarsophalangeal joint instability of the lesser toes. J Foot Ankle Surg 2014; **53**: 440.（追加文献）

6）Nery C, et al: Prospective evaluation of protocol for surgical treatment of lesser MTP joint plantar plate tears. Foot Ankle Int 2014; **35**: 876.（追加文献）

7）Shima H, et al: Surgical reduction and ligament reconstruction for chronic dorsal dislocation of the lesser metatarsophalangeal joint associated with hallux valgus. J Orthop Sci 2015; **20**: 1019.

8）嶋洋明：【外反母趾の手術 スペシャリストの技と知恵を学ぶ】臨床的な応用編 外側趾 MTP 関節脱臼に対する側副靱帯再建術（手綱法）．整外 Surg Tech 2017; **7**: 654.

9）Watson TS, et al: Dorsal approach for plantar plate repair with Weil osteotomy: operative teechnique. Foot Ankle Int 2014; **35**: 730.（追加文献）

10）奥田龍三：【足の外科最新手術のコツと落とし穴】前足部変形矯正術 外反母趾に伴う第2 MTP 関節脱臼に対する手綱法．整・災外 2015; **58**: 1239.

11）Myerson MS, et al: The pathological anatomy of claw and hammer toes. J Bone Joint Surg Am 1989; **71**: 45.（追

加文献）

12）足の外科学用語集 第 3 版 . 日本足の外科学会（編）．2017.（追加文献）

13）Taylor RG: An operative procedure for the treatment of hammer-toe and claw-toe. J Bone Joint Surg Am 1940; **22**: 608.（追加文献）

14）Pyper JB: The flexor-extensor transplant operation for claw toes. J Bone Joint Surg Br 1958; **40-B**: 528.（追加文献）

15）Parrish TF: Dynamic correction of clawtoes. Orthop Clin North Am 1973; **4**: 97.（追加文献）

16）Thompson FM, et al: Flexor tendon transfer for metatarsophalangeal instability of the second toe. Foot Ankle 1993; **14**: 385.

17）Boyer ML, et al: Transfer of the flexor digitorum longus for the correction of lesser-toe deformities. Foot Ankle Int 2007; **28**: 422.（追加文献）

18）Jay RM, et al: Dual-component intramedullary implant versus Kirschner wire for proximal interphalangeal joint fusion: a randomized controlled clinical trial. J Foot Ankle Surg 2016; **55**: 697.（追加文献）

19）Myerson MS, et al: The role of toe flexor-to-extensor transfer in correcting metatarsophalangeal joint instability of the second toe. Foot Ankle Int 2005; **26**: 675.（追加文献）

20）Nery C, et al: Lesser metatarsophalangeal joint instability: treatment with tendon transfers. Foot Ankle Clin 2018; **23**: 103.（追加文献）

21）Scholl A, et al: Smart toe® implant versus buried Kirschner wire for proximal interphalangeal joint arthrodesis: a comparative study. J Foot Ankle Surg 2013; **52**: 580.（追加文献）

22）Fallat LM, et al: An analysis of the tailor's bunion by radiographic and anatomical display. J Am Podiatry Assoc 1980; **70**: 597.（追加文献）

23）Nestor BJ, et al: Radiologic anatomy of the painful bunionette. Foot Ankle 1990; **11**: 6.

24）奥田龍三：【足趾の痛みの診断と治療】 内反小趾の診断と治療 . Orthopaedics 2010; **23**: 59.

25）Kitaoka HB, et al: Distal chevron metatarsal osteotomy for bunionette. Foot Ankle 1991; **12**: 80.

26）Hatch D: Long oblique distal osteotomy of the fifth metatarsal for correction of tailor's bunion: a retrospective review. J Foot Ankle Surg 2003; **42**: 247.

27）Coughlin MJ: Treatment of bunionette deformity with longitudinal diaphyseal osteotomy with distal soft tissue repair. Foot Ankle 1991; **11**: 195.

28）岡村建祐ほか：当科における内反小趾の治療経験 . 中部整災誌 2015; **58**: 747.

29）Waizy H, et al: The Reverse Ludloff Osteotomy for Bunionette Deformity. Foot Ankle Spec 2016; **9**: 324.

30）Okuda R, et al: Proximal dome-shaped osteotomy for symptomatic bunionette. Clin Orthop Relat Res 2002; **396**: 173-178.

31）Lui TH: Percutaneous osteotomy of the fifth metatarsal for symptomatic bunionette. J Foot Ankle Surg 2014; **53**: 747.

32）Laffenetre O, et al: Percutaneous bunionette correction: results of a 49-case retrospective study at a mean 34 months' follow-up. Orthop Traumatol Surg Res 2015; **101**: 179.

33）Morawe GA, et al: Minimally invasive bunionette correction. Oper Orthop Traumatol 2018; **30**: 184.

34）Kitaoka HB, et al: Metatarsal head resection for bunionette: long-term follow-up. Foot Ankle 1991; **11**: 345.

35）Legenstein R, et al: Correction of tailor's bunion with the Boesch technique: a retrospective study. Foot Ankle Int 2007; **28**: 799.（追加文献）

36）Magnan B, et al: Percutaneous distal osteotomy of the fifth metatarsal for correction of bunionette. J Bone Joint Surg Am 2011; **93**: 2116.

37）Necas L, et al: Bunionette deformity corrected with "shortening" scarf osteotomy of the fifth metatarsal: mid-term results of a 34-cases. Foot Ankle Surg 2020; **26**: 541.（追加文献）

索　引

外反母趾診療ガイドライン 2022（改訂第3版）

2008年11月10日　第1版第1刷発行	監修者　日本整形外科学会
2014年11月20日　第2版第1刷発行	日本足の外科学会
2022年6月1日　改訂第3版発行	編集者　日本整形外科学会診療ガイ

監修者　日本整形外科学会
　　　　日本足の外科学会
編集者　日本整形外科学会診療ガイ
　　　　　　ドライン委員会
　　　　外反母趾診療ガイドライン
　　　　　　策定委員会
発行者　小立健太
発行所　株式会社 南 江 堂
　〒113-8410 東京都文京区本郷三丁目42番6号
　☎(出版)03-3811-7236　(営業)03-3811-7239
　ホームページ https://www.nankodo.co.jp/
　　　　　　　　　　　　　　印刷・製本 日経印刷

Japanese Orthopaedic Association (JOA) Clinical Practice Guidelines on the Management of
Hallux Valgus, 3rd Edition
© The Japanese Orthopaedic Association, 2022

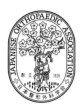